基层医师口袋书系列

中国慢性疾病防治基层医生诊疗手册
神经病学分册（上）——卒中
2016 年版

Handbook of Prevention and Treatment of Non-Communicable Disease
—Neurology，Part Ⅰ，Stroke

中 国 老 年 学 和 老 年 医 学 学 会
中国老年学学会心脑血管病专业委员会　编著

系列丛书主编　胡大一
分 册 主 编　王拥军

专家组成员：

核 心 专 家：王拥军　董　强　徐安定　曾进胜
其 他 专 家：董　漪　何　俐　胡　波　黄立安
（按姓氏拼音排序）
罗本燕　吕佩源　牛小媛　王春雪
王翠兰　徐　运　余　剑

北京大学医学出版社

ZHONGGUO MANXING JIBING FANGZHI JICENG YISHENG ZHEN-
LIAO SHOUCE SHENJINGBINGXUE FENCE(SHANG)——CUZHONG

图书在版编目（CIP）数据

中国慢性疾病防治基层医生诊疗手册. 神经病学分册
. 上，卒中：2016 年版/中国老年学和老年医学学会，
中国老年学学会心脑血管病专业委员会编著. —北京：
北京大学医学出版社，2016.11（2020.11 重印）
ISBN 978-7-5659-1507-9

Ⅰ. ①中… Ⅱ. ①中… ②中… Ⅲ. ①慢性病—诊疗
—手册②脑血管疾病—诊疗—手册 Ⅳ. ①R4-62
②R743.3-62

中国版本图书馆 CIP 数据核字（2016）第 270239 号

中国慢性疾病防治基层医生诊疗手册 神经病学分册 （上）——卒中
2016 年版

编　　著：中国老年学和老年医学学会
　　　　　中国老年学学会心脑血管病专业委员会
出版发行：北京大学医学出版社
地　　址：（100083）北京市海淀区学院路 38 号
　　　　　北京大学医学部院内
电　　话：发行部 010-82802230；图书邮购 010-82802495
网　　址：http://www.pumpress.com.cn
E - mail：booksale@bjmu.edu.cn
印　　刷：北京信彩瑞禾印刷厂
经　　销：新华书店
责任编辑：高　瑾　责任校对：金彤文　责任印制：李　啸
开　　本：787mm×1092mm　1/32　印张：3.125　字数：56 千字
版　　次：2016 年 11 月第 1 版　2020 年 11 月第 2 次印刷
书　　号：ISBN 978-7-5659-1507-9
定　　价：13.20 元

序

2014年3月底，据国家卫生和计划生育委员会信息统计中心公布全国医疗卫生机构数达97.8万个，其中基层医疗卫生机构91.8万个。中国基层医疗卫生机构在全国医疗卫生机构中所占比例为93.87%。提高基层医疗服务水平势在必行。

《中共中央国务院关于深化医药卫生体制改革的意见》和《医药卫生体制改革近期重点实施方案（2009—2011年）》明确提出要"健全基层医疗卫生服务体系""加强基层医疗卫生人才队伍建设""着力提高基层医疗卫生机构的服务水平和质量"。基层卫生服务人员是基本卫生服务项目的主力军，是影响基本医疗和基本卫生服务的数量、质量和效果的核心要素。基层人才队伍的建设是政府"强基层"的核心内容。

由于补偿机制不完善，我国基层卫生医疗服务机构缺乏稳定的经费投入及增长机制，基本建设还比较薄弱，工作环境和条件相对较差，人员工资水平较低，难以吸引人才，特别是在农村地区。同时，基层医疗卫生机构自身所能提供的继续医学教育项目少，而要向本单位的卫生技术人员提供全员性的经费支出往往难以承受；参加继续医学教育学习一定程度上也会使基层医生个人的工资、奖金受到不同程度影响。这些都会降低基层卫生技术人员参与继续医学教育的积极性和学习热情。因此，提供更多元化的医学继续教育培训形式以提高基层医务人员的专业技术水平对于改善我国非传染性疾病的防治现状至关重要。

面对中国基层医疗卫生事业发展的巨大需求，由中国老年学和老年医学学会及其下属的中国老年学学会心脑血管病专业委员会、中国康复医学会心血管病预防与康复专业委员会、中国心脏联盟等学术机构组织专家，于 2014 年面向基层医院推出"中国慢性疾病防治基层医生诊疗手册"系列口袋书。专家组充分考虑基层医务人员和基层医疗机构的需求，注重实用性。希望本系列口袋书能为基层医务人员的日常临床诊疗实践提供有益的指导。本系列口袋书包括基层常见病种。2014 年已完成《中国慢性疾病防治基层医生诊疗手册心血管病学分册》(包含高血压、急性冠状动脉综合征、心律失常、双心医学四个领域) 的撰写；2015 年在纪立农教授带领下编写完成了《中国慢性疾病防治基层医生诊疗手册糖尿病学分册》(包含糖尿病的诊断和预防、血糖监测、常用口服降糖药物、胰岛素、糖尿病并发症、心血管危险因素控制、糖尿病教育和住院患者血糖管理七个领域)。今后还将继续纳入其他常见疾病。衷心祝贺在王拥军教授带领下组织编写的《中国慢性疾病防治基层医生诊疗手册神经病学分册（上）——卒中》在今年 8 月顺利完成。我相信，它将为基层医院常见神经系统疾病的防治提供有益的指导。

中华预防医学会　副会长

中国控制吸烟协会　会长

中国老年学和老年医学学会心脑血管病专业委员会　主任委员

中国心脏联盟　主席

中国县医院联盟　主席

国际亚欧科学院　院士

北京大学人民医院心血管疾病研究所　所长

2016.8.15

前言

2015 年 9 月国务院办公厅印发《关于推进分级诊疗制度建设的指导意见》(以下简称意见),部署加快推进分级诊疗制度建设,形成科学有序的就医格局,提高人民健康水平,进一步保障和改善民生。意见中要求以高血压、糖尿病、肿瘤、心脑血管疾病等慢性病为突破口,开展分级诊疗试点工作,合理配置医疗资源、促进基础医疗卫生服务均等化;强调以基层为重点,完善分级诊疗服务体系,加强基层医疗卫生人才队伍建设,提升基层医疗卫生服务能力。

对于基层县级医院医生来说,卒中和癫痫是最常见的神经内科疾病。本书按照神经内科疾病临床诊疗流程,以问答的形式将卒中和癫痫的诊疗方法呈现出来,力求为基层临床医生提供一套简便实用的神经病学诊疗手册。希望通过此手册发行后的一系列相关医学继续教育培训活动,进一步提高基层医院对于卒中和癫痫的规范化诊疗水平,更好地为广大患者服务。

在此,衷心感谢全体编撰人员付出的努力与心血!

由于本手册成文时间较短,难免存在诸多不当之处,望读者不吝指正,以便我们在今后工作中不断改进。

王拥军

2016 年 8 月

目　录

第一章

缺血性卒中的临床表现和治疗

第一节　如何识别不同类别的缺血性卒中?

1. 什么是短暂性脑缺血发作（TIA）？

　　TIA 的定义不断演变更新，目前 TIA 中国专家共识将 TIA 定义为：脑或视网膜局灶性缺血所致的不伴急性梗死的短暂性神经功能障碍发作，临床症状一般多在 1 ～ 2h 内恢复，不遗留神经功能缺损症状和体征，且影像学上没有急性脑梗死的证据。有条件的医院应采用磁共振弥散加权成像（MR-DWI）作为主要诊断技术手段，如未发现急性梗死证据，则确诊 TIA；如有明确的脑急性梗死证据，则无论发作时间长短均不再诊断为 TIA。传统的 24 h 定义仅适用于没有影像条件的医院及流行病学研究使用。

2. 什么是前循环缺血性卒中?

颈内动脉系统供应颅内前 3/5 的结构,因此常见的临床症状为单肢瘫、手笨拙、部分肢体感觉障碍、失语等。如果同时引起偏身运动及感觉障碍,可能累及颈动脉主干或大脑中动脉;如果患者出现单眼一过性黑矇或失明,提示累及颈内动脉眼动脉分支;如果患者出现失语、失认、认知障碍等高级功能障碍,则说明累及大脑中动脉皮质支。临床查体时,可发现部分患者颈动脉听诊区闻及杂音。

3. 什么是后循环缺血性卒中?

椎-基底动脉系统供应枕叶、脑干、小脑、颞叶及脊髓近端等后 2/5 的结构。脑(颅)神经麻痹伴有对侧肢体瘫痪或者感觉障碍是椎-基底动脉系统的典型表现。如果患者表现为一过性眩晕、眼震、站立或行走不稳,说明累及脑桥或小脑;一过性视物成双或视野缺损等,说明累及动眼神经(核团)或枕叶;一过性吞咽困难、饮水呛咳、语言不清或声音嘶哑,提示累及了延髓或后组脑神经。少数患者表现为跌倒发作(drop attack),常常在迅速转头或仰头时下肢突然失去张力而跌倒,无意识障碍,常可很快自行站起,系下部脑干网状结构缺血所致。

4. 什么是基底动脉尖综合征?

发生在基底动脉远端的闭塞,影响中脑上行网状结构、丘脑和中脑大脑脚,通常出现特征性的意识障碍和单侧或双侧动眼神经麻痹,偏瘫或四肢瘫,临床称为基底动脉尖综合征,此类情况多见于栓塞性病变。

5. 什么是大脑中动脉恶性综合征?

在缺血性脑血管病中,大脑中动脉病变最多见,大脑中动脉供应绝大部分的大脑皮质(外侧面)和深部皮质下结构。大脑中动脉皮质支分为①上侧分支,供应支配对侧面部、手、臂的运动感觉皮质和优势半球的运动性语言表达区(Broca 区);②皮质下侧分支,供应视放射、部分视皮质(黄斑视力)和部分感觉皮质,及优势半球的感觉性言语区(Wernicke 区)。发自近大脑中动脉主干的豆状核纹状体动脉(豆纹动脉)则供应基底节、内囊膝部和后肢的下降运动传导束(支配对侧面部、手、臂和下肢)。普通脑梗死的水肿高峰期在 4 ~ 7 天,但大脑中动脉恶性综合征的患者在发病 24 ~ 36h 就出现严重脑水肿,甚至发展成脑疝,此类患者应早期积极进行外科去骨瓣手术。

6. 什么是进展性缺血性卒中?

进展性缺血性卒中一般定义为在原来神经功能缺损的

基础上，按美国国立卫生研究院卒中评分（NIHSS）在
24h 内增加 4 分及以上，需除外缺血性卒中复发以及继发
的脑出血。

7. 缺血性卒中发生进展的原因是什么？

进展性缺血性卒中病因较多，发病机制复杂，致残率
高。对进展型脑梗死，目前临床尚难予以标准化治疗，需
要个体化综合诊治，有些进展难以控制。进展常见相关病
因包括：

（1）原位血栓逐渐增大；

（2）不稳定斑块反复脱落；

（3）脑水肿加重；

（4）不恰当使用脱水药；

（5）抗栓药物抵抗；

（6）发热、感染等并发症；

（7）合并其他器官或水、电解质代谢障碍；

（8）其他特殊类型的缺血性卒中，包括脑深静脉血栓
形成等。

8. 什么是快速缓解的急性缺血性卒中？

特指急性缺血性卒中患者可能在初次接诊或者溶栓
治疗前，原发神经功能缺损自发部分或全部缓解。对
于此类患者不应该由于患者快速缓解而延误超急性期
救治。

9. 识别急性缺血性卒中的关键是什么?

所谓缺血性卒中系"由于局部脑供血阻断或减少而造成的急性局灶性神经功能缺损",若血流不能及时恢复,脑组织可能因损伤而凋亡。因此若需要诊断卒中,首先要符合三个要点:

(1)急性发病;

(2)局灶性神经功能缺损;

(3)符合血管分布。

一旦发现患者出现上述症状或者一过性出现过上述症状,都应尽快排除类似卒中样发作的其他疾病。这里值得强调的是"尽快"二字,缺血性卒中患者每分钟可能死亡 190 万个神经元,因此尽早治疗可能减少神经元的损伤。

10. 哪些症状提示急性卒中?

突发的意识障碍、剧烈头痛、头晕、意识不清、视力障碍、单眼或双眼失明、表达困难或言语含糊、面部麻木及偏侧口周麻木、一个或多个肢体乏力和(或)伴感觉障碍等等。为了方便公众教育和识别,有一些简单的筛查,如 FAST 检查,又称颜臂言检查。F 代表中枢性面瘫;A 代表单肢或单侧肢体无力;S 代表言语障碍,包括构音障碍、理解障碍或表达困难;T 代表鼓励即使公众或者非专科医师也应该在发现上述症状后,立即呼救并将其送往具有卒中诊断资质的医院。

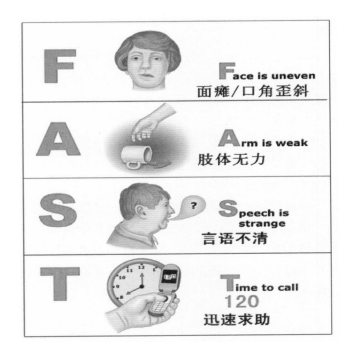

11. 急性缺血性卒中的问诊要点是什么?

急性缺血性卒中的病史询问中,最重要的因素就是发病时间,若没有见证者,则需要推断患者最后正常时间。比如患者醒来发现自己说话含糊,那他最后正常时间则应为前一晚入睡时,以此类推。接诊卒中患者时还需要了解以下情况:心脏疾病、药物史、提示出血的并发症、口服避孕药、感染、外伤、偏头痛、血压、血糖、血脂的情况。

12. 急性缺血性卒中需要考虑哪些鉴别诊断?

头颅 CT 检查可以除外脑出血,即使如此还有一些常见的鉴别诊断需要警惕:

(1)癫痫,尤其是癫痫后表现为 Todd 瘫痪的患者,由于其瘫痪也符合皮质分布,可根据是否有惊厥发作、意识模糊及相关既往史鉴别。

(2)偏头痛及等位症,偏头痛可表现出一过性眼前闪光感、恶心呕吐等先兆症状,偶尔出现局灶性神经功能缺损等位征而难以鉴别,患者有无偏头痛病史以及典型先兆症状有助于鉴别。

(3)前庭周围眩晕症,患者亦可以表现为眼震、走路不稳、恶心呕吐等症状而难以与后循环梗死鉴别,但眩晕症患者其他脑神经障碍少见,若考虑良性位置性眩晕症的患者可考虑手法复位缓解症状,另外患者有反复类似发作病史及前庭内耳检查有利于鉴别诊断。

(4)循环及代谢性疾病,心律失常(心律不齐或心动过缓)、血压(高血压脑病、低血压休克)及血糖(高血糖及低血糖)异常时都可以发生类似于缺血性卒中样症状,可通过询问病史,了解发病过程排除部分,必要时需要辅助检查才能排除。

(5)晕厥:短暂性发作性意识丧失,不伴有局灶性神经功能损害,平卧时即恢复,需与跌倒发作相鉴别。晕厥通常需考虑心源性疾病、颈动脉窦过敏、直立（体位）性低血压、迷走神经反射、强烈精神刺激等，发病诱因、生命体征的变化可鉴别，必要时进行心脏筛查及直立倾斜试验以明确诊断。

（6）癔症，患者常常出现全身无力、麻木、气急、心悸等不符合神经系统解剖定位的症状与体征，且发病前存在一定心理精神诱因和应激事件。

上述情况，若症状不典型时，也不宜过于武断地匆忙诊断"脑卒中"。

第二节　缺血性卒中患者急性期评估与诊断

1. 急性缺血性卒中患者该如何转运？

对急性缺血性卒中患者，应该紧急联系急救中心，优先派遣救护车，将卒中患者无延误地送至最近的卒中中心。救护车人员可以通过上述简单的院前筛查（例如颜臂言检查等）判断是否为疑似卒中患者，同时需要评估患者的生命体征，检测血压、血氧，建立静脉通路，监测血糖及心电图，尽可能预报到目标医院。当然对于有条件的地区，也可以考虑其他转运方式（例如直升飞机）等。若在不方便转送的偏远或农村地区，可考虑远程会诊（见本章附录1：院前急性缺血性卒中救治体系）。

2. 急性卒中的处理应该遵循什么原则?

对缺血性卒中急性期患者在明确诊断的前提下，需尽快进行血管再通治疗，其中包括静脉溶栓，或桥接动脉内治疗，或动脉溶栓、取栓治疗。对未能实施血管再通治疗的患者也应该进行以下步骤：予以急性期卒中单元监护、血糖及血压管理、颅内压管理、早期抗栓药物治疗、下肢静脉血栓预防及早期康复等等。优秀的卒中中心应着眼于院前卒中的运输管理、院内卒中的转运及诊疗流程，以及后续卒中单元的多学科协作（见本章附录2：缺血性卒中诊治流程图）。

3. 如何判断卒中的发病时间?

对急性缺血性卒中患者诊治决策的最关键之处在于判断卒中患者的发病时间，可通过询问病史、确认最后正常时间来获得。如果患者睡醒时已经出现症状或患者发病时出现意识障碍或存在失语且无见证者时，只需要确认最后正常时间作为发病时间。

4. 如何进行卒中急性期的临床神经功能评估?

在卒中急性期的神经功能评估中，最常用的是美国国立卫生院卒中评分（NIHSS），其可反映患者神经功能损伤程度。1989年，Thmos等为了急性卒中的治疗研究，设计了一个 15 个项目的神经功能检查量表，总分 0 ～ 42 分（见本章附录 3）。目前较为公认的 NIHSS 评判区间 0 ～ 4 分为轻型卒中，5 ～ 15 分为中度卒中，16 ～ 20 分为中-重度卒中，20 分以上为严重卒中。患者预后与急性期 NIHSS 评分呈负相关。该量表因简单易评而被广泛应用，但也存在一些不足，如缺少远端肢体尤其是手部精细动作的评分，对认知方面评估较欠缺，对于后循环卒中患者的评估不敏感等。即使如此，NIHSS 仍然是目前最广泛使用的急性期神经功能评估及随访工具。

5. 如何快速判读急性缺血性卒中患者头颅计算机化断层显像（CT）？

比较双侧半球的脑组织结构来判断有无缺血性损伤，如果患者在扫描时头位没有放正，则影像就很难判读。扫描时摆放正确的体位对准确判断很重要。

如大脑中动脉（MCA）高密度征或点征提示 MCA 内的血栓，其敏感性为 100%，但特异性只有 30%，钙化、血流及血容量高都可出现类似表现。理想高密度应达到＞ 43 Hu 且 MCA 比值＞ 1.2。

而超急性期的缺血性损伤可表现为灰白质边缘模糊，主要是由于灰质代谢较白质活跃，因此灰质常常先受累，会出现水肿且逐渐类似于白质的密度。

岛叶绸带征消失通常也是经典灰白质边缘模糊的改变之一，也可以通过调节窗宽窗位来观察。若组织缺血时间较长，则会出现脑组织低密度灶，提示梗死核心及不可逆的神经损伤。若降低窗位，增加对比度可使得低密度灶更明显可见。

最后出现的改变为在缺血核心和半暗带周围的水肿，这样的改变是可逆的。水肿可表现为以下几种形式：侧脑室受压、沟回变浅及中线移位等。理论上，水肿产生需要一些时间，因此在溶栓时间窗内常常还未出现，但万一出现明显可见的水肿，那么患者溶栓后出血风险明显增加。

当评估早期缺血性改变的时候，还有一些可能引起迷惑的因素：头位没有放正、扫描伪影、小血管病、脑萎缩、陈旧性缺血病灶等，需要不断增加临床判读能力才能鉴别（见本章附录4）。

6. 如何全面评估缺血性卒中?

对急性卒中患者除了评估神经功能以外，还需要评估：①生命体征；②血压及血糖的评估与管理；③组织学评估；④卒中风险评估。其中临床上，我们可采用多模式头颅CT或磁共振成像（MRI）来了解梗死核心及半暗带的情况。多模式MRI运用弥散加权成像（DWI）和灌注加权成像（PWI），可以在发病后的数分钟内检测到缺血性改变。DWI可以早期显示缺血组织的大小、部位，甚至可显示皮质下、脑干和小脑的小梗死灶。另外，危险因素的评估方面需要尽早评估血脂、心电图、血管情况等。急性期他汀类药物治疗具有一定神经保护功能，应尽早启动。另外，由于非瓣膜心房颤动患者的二级预防与普通卒中患者不同，应进行心电图及Holter 检查以发现是否有心房颤动。检测时间愈长，发现阵发性心房颤动的机会愈大。每个卒中患者都应该完善颅内及颅外血管的评估和筛查，尽早给予针对性处理。

7. 缺血性卒中分型有何作用？

若按前后循环供血动脉的分布区域所导致的临床综合征分类，称为牛津郡社区卒中计划（Oxfordshire community stroke project，OCSP）分型；OCSP 分型偏重于根据临床症状的轻重程度指导临床的干预，TOAST 分型则重在指导寻找病因、给予针对性预防干预的临床决策。后者根据可能的病因进行分类，将缺血性卒中分为大动脉粥样硬化型、心源性栓塞型、小动脉闭塞型、其他少见病因型和不明原因型等五种亚型。

之后的研究者在 TOAST 分型的基础上做了改良——SSS-TOAST 和韩国改良 TOAST 分型，这两种分型都在原来 TOAST 分型基础上对动脉粥样硬化和小动脉闭塞的诊断标准进行了改良和优化。另外，A-S-C-O 分型更适合于二级预防、临床试验以及基因相关研究，但目前运用尚少。

8. 如何进行中国缺血性卒中亚型（CISS）分型？

中国缺血性卒中亚型将缺血性卒中病因学分成以下五

型：大动脉粥样硬化、心源性卒中、穿支病变、其他原因和不明原因。与上述分类相比，CISS 分型在大动脉粥样硬化性类型中包括了主动脉弓粥样硬化，创新定义了穿支动脉孤立梗死灶类型，并认为其载体动脉只要有粥样硬化斑块或任何程度的狭窄都归类到大动脉粥样硬化，而不要求有 > 50% 的狭窄或易损斑块证据（见本章附录 5）。这样可以避免将部分因狭窄少于 50% 的斑块堵塞穿支而造成的梗死归类到穿支动脉疾病。另外，CISS 分型舍弃了腔隙性卒中对于病灶直径的限定。

9. 急性缺血性卒中，心电监测应该持续多久？

急性缺血性卒中患者大约 20% 可能由于心源性栓塞导致，目前我国的心源性卒中患者的心房颤动发现率低。随着心电图监测的延长，心房颤动的发现比例会逐渐增加。如果急性期单次心电图监测，可能只能发现 5% 左右的心房颤动；如果进行 24h 心电图监测（Holter），发现率能提高到 8%；如果心电监护能持续 48 ～ 36h，发现率提高 15%。最新研究认为，应该在随访间期增加 Holter 监测以早期发现心房颤动，尽早抗凝治疗。有条件时应使用可以进一步延长监测时间的其他设备。

第三节　缺血性卒中患者急性期治疗
——溶栓治疗

1. 急性缺血性卒中的治疗时间基准是什么?

NINDS 卒中治疗时间基准

指标	时间基准
到院-医生问诊	10 min
到院-神经科检查	15 min
到院-CT 扫描	25 min
到院-CT 结果	45 min
到院-治疗	60 min

2. 脑梗死的重组组织型纤溶酶原激活剂（rt-PA）溶栓治疗适合哪些人?

在急性缺血性脑卒中患者中若符合发病 3 h 内的缺血性卒中，年龄大于 18 岁，获得知情同意即可考虑溶栓；若时间窗延长至 3 ～ 4.5 h，则需额外排除既往卒中史、糖尿病史、年龄大于 80 岁者。

3. 脑梗死的 rt-PA 溶栓有哪些禁忌证?

rt-PA 的禁忌证大致可以分为以下几大类，增加出血风险、严重卒中、年龄、超过时间窗及生命体征不平稳，具体如下：

（1）儿童＜ 18 岁或成人＞ 80 岁；

（2）缺血症状已经持续 4.5 h 或发病时间不明确；

（3）非常轻度卒中，评估认为风险大于获益；

（4）轻度神经功能缺损或症状在启动治疗前已经快速缓解；

（5）重度卒中（如 NIHSS ＞ 25）和（或）影像学评估为大面积脑梗死；

（6）以癫痫发病的卒中；

（7）CT 发现为颅内出血（ICH）；

（8）即使 CT 阴性，但症状提示蛛网膜下腔出血；

（9）之前 48 h 曾进行过肝素治疗且凝血酶原时间超过实验室正常值上限；

（10）过去 3 个月内卒中史；

（11）血小板计数小于 100 000/mm^3；收缩压＞ 185 mmHg 或舒张压＞ 110 mmHg，或可通过积极降压治疗改变这个禁忌证；

（12）血糖＜ 50 mg/dl 或＞ 400 mg/dl。

需要说明的是，部分禁忌证是有争议的。

4. 轻型卒中患者是否适合溶栓治疗？

对于轻症且非致残性症状的卒中患者，发病 3 h 内可考虑溶栓治疗，治疗需考虑可能的获益与风险。有必要进一步研究这部分患者溶栓治疗的风险获益比。

5. 急性期开展静脉溶栓需要哪些条件？

由于静脉溶栓的治疗效果依赖于时间，越早开展治疗，效果越好。疑似卒中的患者应该保证到院后进入绿色通道，先行溶栓前的评估，优先进行头颅 CT 检查，由神经内科医师直接判读 CT 影像后做出治疗决策。合格的卒中心应该做到患者到院到启动溶栓药物的时间在 60 min 内。溶栓治疗需要监护，治疗必须在受过专业培训的医师指导下进行，需要有经验的神经血管监护和溶栓治疗团队的配合。所谓绿色通道，系指从预检挂号、接诊到检查阅片所有过程都得到优先及时的处理，可减少不必要的等待时间。

备注：疑似卒中患者应该立即进行头颅 CT，同时予以开通静脉通路，检测血常规、肝肾功能、血糖及凝血功能。静脉溶栓治疗前不需要完成心电图检查。

6. 如何规范使用 rt-PA 溶栓？

rt-PA 可以改善约 1/3 患者的未来独立生活能力，同时存在 6% 的出血风险。满足静脉溶栓指征的急性缺血性卒中患者，可按照体重计算 rt-PA 的使用剂量 0.9 mg/kg，最大剂量 90 mg [也就是如果患者体重超过 100 kg（ 如 105 kg），那也只能使用 90 mg]。其中，10% 以静脉推注的方式在 1 min 内完成，剩余 90% 的 rt-PA 需要在 60 min 内完成静脉滴注。另外，如果根据患者临床症状考虑存在大血管闭塞可能，建议同时积极进行急性血管内治疗的准备工作（ 影像学评估血管情况，若没有条件的医疗机构可紧急联系转院 ），不必等待静脉溶栓结束后再计划。

7. 老年脑梗死患者使用 rt-PA，需要注意哪些问题？

年龄大于 80 岁的患者如果在时间窗 3 h 内可进行静脉 rt-PA 治疗。但值得注意，高龄患者合并心房颤动、出血转化、脑心综合征以及其他基础疾病的可能性较高，需要与家属充分沟通。

8. 既往抗栓治疗的患者，使用 rt-PA 需要注意哪些问题？

基于 rt-PA 治疗可能获益大于轻度增加症状性出血风险，病前单联或双联抗血小板治疗的卒中患者可使用静脉 rt-PA 治疗。静脉 rt-PA 可用于曾服用华法林但 INR ≤ 1.7 的患者，但不适用于服用华法林但 INR > 1.7 的患者。静脉 rt-PA 不适用于 24 h 内曾使用过低分子肝素的患者，无论是预防剂量或是治疗剂量。另外，是否适用于直接凝血酶抑制剂或者直接 X a 因子抑制剂的患者，目前尚不明确。

静脉 rt-PA 治疗后 24 h 内不推荐阿司匹林（或其他抗血小板药物治疗）。除非临床研究，否则不推荐溶栓治疗后再使用血小板膜糖蛋白 Ⅱb/Ⅲa 受体拮抗剂类抗血小板药物。卒中患者应该在 24 h 后尽早启动抗血小板治疗。

9. 围术期患者，若发生急性卒中如何处理？

围术期的患者如果在手术前突发缺血性卒中，应该推迟择期手术，若无静脉溶栓禁忌证，应尽快按卒中急性期原则救治。如果是急诊手术或生命体征不稳定，应避免静脉溶栓治疗，可考虑尽早阿司匹林抗血小板治疗。如果患者在手术后发生卒中，应避免静脉溶栓治疗，可考虑血管内治疗作为大血管闭塞的备选方案。

10. 心房颤动患者是否可以接受溶栓治疗，应该注意哪些问题？

心源性卒中患者通常临床症状比较重，但比较了心源性卒中和非心源性卒中的静脉溶栓预后，发现各亚组卒中患者预后之间并无明显差异。既往中国人群研究的确发现心源性卒中患者溶栓后出血风险增加，但并不增加症状性出血风险。因此，需要向家属告知其中风险，但不应该以心房颤动病史拒绝给予患者溶栓治疗。

11. 反复 TIA 发生是选择溶栓还是积极抗凝?

对于反复 TIA 发生的患者,应该尽快完成头颅 MR-DWI 评估以及血管筛查,以期待发现患者的大血管病变基础。对此类患者应该尽早启动抗血小板治疗:对其中血管风险较高的患者(ABCD^2 ≥ 4 分)可考虑 12 h 内阿司匹林及氯吡格雷双联抗血小板,对普通 TIA 患者应该予以负荷剂量阿司匹林后尽早启动抗栓二级预防。

12. 脑梗死患者若存在出血倾向,能否使用 rt-PA?

脑梗死患者如果既往有脑出血史,应该避免使用 rt-PA。对于使用 rt-PA 也是存在已知小血管病变或广泛脑白质病变患者颅内出血的危险因素。另外对于既往服用华法林的患者且 INR > 1.7,则应避免静脉溶栓治疗。对以往服用其他口服抗凝药物的患者,如果最近一次服药时间在 24 h 内,也应该避免静脉溶栓治疗。

13. 症状严重的脑梗死患者,能否使用 rt-PA?

基线卒中严重程度是卒中功能预后及死亡率的最强独立预测因素。虽然重症卒中的获益可能性低于整体人群,但重症卒中患者(NIHSS > 20)溶栓仍较未使用 rt-PA 的患者更有可能获得良好预后,因此认为重症卒中患者亦适用。原美国食品药品管理局(FDA)批准

的 rt-PA 说明中有一条警示，即在治疗 NIHSS 评分 >
22 分的患者中应"谨慎"。此说法是由于在 NINDS 研
究中，重症卒中患者在 rt-PA 治疗后的出血转化更常见。
事实上，重症卒中患者的出血转化风险本身就比较高，
与是否进行 rt-PA 治疗无关。

14. 已经快速缓解的脑梗死或反复发作的 TIA 患者，能否使用 rt-PA？

对于患者症状轻，且非致残性症状，若发病 3 h 时间
窗内可考虑静脉 rt-PA 治疗。对于轻症但可能致残的卒
中患者，由于临床疗效肯定，临床医师可考虑静脉 rt-PA
治疗。

15. 急性缺血性卒中患者合并未控制高血压，能否溶栓？

未控制高血压或高血压危象（两次及以上测量的收
缩压高于 185 mmHg 或舒张压高于 110 mmHg），除非
紧急降压，否则不适于静脉 rt-PA 治疗。由于卒中治疗安
全保障研究（SITS）和"跟着指南走"4 期临床登记研
究发现，发病时患者高血压与静脉溶栓后的症状性颅内
出血相关，血压越高，出血风险越大。若条件允许，应
立即予以药物静脉降压，在静脉 rt-PA 治疗前将血压降低
至 180/105 mmHg，且在静脉 rt-PA 治疗后 24 h 内维持
在这一水平。可选用的静脉降压药物有乌拉地尔、佩尔地

平或硝普钠。

16. 脑梗死超急性期的其他药物治疗还有哪些?

尿激酶直接作用于内源性纤维蛋白溶解系统,能催化裂解纤溶酶原成纤溶酶,后者不仅能降解纤维蛋白凝块,亦能降解血循环中的纤维蛋白原、凝血因子 V 和凝血因子Ⅷ等,从而发挥溶栓作用。适用于症状短于 3 ~ 6 h 的急性期脑血管卒中患者,适用范围与 rt-PA 类似,剂量 100 万 ~ 150 万 IU,溶于生理盐水 100 ~ 200 ml,持续静脉滴注 30 min,在中国人群中的安全性尚可。另尿激酶也可以用于动脉溶栓。发病 6 h 内由大脑中动脉闭塞导致的严重卒中且不适合静脉溶栓的患者,经过严格选择后可在有条件的医院进行动脉溶栓。发病 24 h 内由后循环动脉闭塞导致的严重卒中且不适合静脉溶栓的患者,经过严格选择后可在有条件的单位进行动脉溶栓。但动脉溶栓治疗方法的出血风险较高,需要谨慎筛选患者。

另外,目前一些新型溶栓药物,如血小板膜糖蛋白Ⅱb/Ⅲa 类抗血小板药物、天替普酶等新药正在研究中,可能适用于特殊脑卒中患者。

缺血性卒中患者急性期若进行了静脉溶栓或者血管内治疗,或接受了两者联合治疗,可在治疗后 24 h 内启动抗栓治疗。对未能进行上述治疗的急性缺血性脑卒中患者或者症状已经缓解的 TIA 患者,应该尽快进行抗血栓治疗和他汀类药物治疗。一般脑卒中的首选治疗为阿司匹林，若发病前无服用阿司匹林史，那么首剂应选择负荷剂量 300 mg，之后每天予以 75 ～ 325 mg 口服。若患者发病前已经服用阿司匹林，且本次卒中无特殊诱因，或者患者存在阿司匹林禁忌证，应该考虑换用其他抗血小板药物，氯吡格雷、西洛他唑、双嘧达莫等可作为替代治疗。对于轻型非致残性缺血性卒中、主动脉斑块、颅内血管狭窄、急性期支架置入或者其他特殊情况，可考虑短期双联抗血小板治疗。对于伴心房颤动患者，可在临床症状稳定后改用口服抗凝药，具体药物选择详见第五节。

第四节　缺血性卒中患者急性期综合管理

1. 缺血性卒中急性期，如何综合监测和管理？

　　缺血性卒中患者急性期，无论是否进行了静脉溶栓治疗或血管内治疗，都应该尽快进入卒中单元进行综合监测和管理。卒中单元的监测包括生命体征、意识、瞳孔及神经功能缺损，同时对于卒中患者应该尽早评估其吞咽功能和下肢深静脉血栓风险，以决策该给予何种饮食营养，尽早开展康复治疗。对于生命体征不稳定的患者，应该注意水电解质平衡、有无发热感染等可能的并发症。监测的频率与患者生命体征、是否进行溶栓治疗相关，如果接受溶栓治疗的患者应该在溶栓治疗 2 h 内每 15 min 监测一次，之后 6 h 内每小时评估一次，24 h 内应该至少每小时评估一次。

2. 溶栓后的高血压如何控制?

溶栓治疗前应该控制血压至 180/105 mmHg。溶栓治疗后 24 h 内也应该将血压控制到低于 180/105 mmHg。对于既往有高血压且服药控制的患者，在溶栓治疗后应继续服用原来的降压药物，根据血压情况调整用药方案。对于既往不服用降压药物的患者，且急性期血压低于 180/105 mmHg，应该在明确患者有无血管狭窄后再决定适宜的血压目标。

3. 溶栓后发生严重低血压，如何处理?

溶栓治疗后血管再通或应激情况下，患者可能出现低血压造成低灌注的情况。临床上，需要考虑尽快扩容治疗，必要时可以予以多巴胺辅助升高血压，增加颅内血流灌注。同时要排除心力衰竭、心房颤动等其他原因导致的血液动力学障碍。

4. 急性缺血性卒中患者合并低血糖，如何处理?

原本低血糖可能造成急性神经功能缺损，是急性缺血性卒中的鉴别诊断之一。疑似卒中患者若血糖 < 50 mg/dl 可先纠正血糖（例如予以葡萄糖），重复神经体检（例如每 15 min），若仍存在卒中症状，仍考虑静脉 rt-PA 治疗。血糖纠正后仍存在明显神经功能缺损，可考虑静脉 rt-PA

治疗。即使不溶栓，急性期也应该检测血糖水平。

5. 急性缺血性卒中患者合并高血糖，如何处理？

高血糖甚至酮症酸中毒的患者都可能表现为急性神经功能缺损，也可能出现一过性舞蹈症。对疑似卒中患者，若其血糖 > 400 mg/dl 可先予以胰岛素纠正血糖，重复神经体检（例如每 15 min），若仍存在卒中症状，则考虑静脉 rt-PA 治疗。如果急性期患者随机血糖 > 11.0 mmol/L，应考虑用胰岛素控制血糖水平，尽早进行血糖相关筛查与诊断。

6. 如何预测脑梗死溶栓治疗的出血风险？

溶栓治疗最严重的并发症之一就是症状性颅内出血。因此，首先需要明确出血转化的定义：①欧洲急性卒中协作研究（ECASS Ⅲ）将出血分为出血性梗死（HI1，HI2），实质性出血（PH1，PH2）以及远隔脑出血（PH1，PH2）。症状性脑出血的定义为与基线相比 NIHSS 评分进展 ≥ 4 分或 36 h 死亡且合并 PH2 或远隔 PH2 的患者。大多数静脉溶栓治疗研究均显示未明显增加症状性出血风险，但发现静脉溶栓治疗后的出血转化发生率较安慰剂对照组增加。目前有一些预测模型可用于预测 rt-PA 静脉溶栓后出血转化风险，最常用的为溶栓后出血（hemorrhage after thrombolysis，HAT）评分，但这些预测模型的预测价值尚需前瞻性研究进一步验证。目前不建议用这些预测模型作为排除溶栓或事后评价某个患者是否应该溶栓的工具。

7. 如果溶栓过程中出现口唇或舌头水肿应该如何处理?

溶栓治疗中 1% ~ 2% 的患者可能出现口唇或舌头水肿。如果发生,首先需要检查患者是否同时发生了喉头水肿,确认患者呼吸道通畅。普通的口唇或舌头水肿可能在 24 h 自愈,对严重的口唇或舌头水肿应积极处理,可考虑地塞米松对症治疗。

8. 溶栓治疗 24 小时内再出现症状加重或反复应该如何处理?

溶栓治疗后在短期内症状可能反复或加重,首先需要复查头颅 CT 明确排除出血。如果患者首次发病表现为大血管闭塞症状应该尽早进行血管筛查,如果在动脉内治疗时间窗内的可积极处理。如果已经超出动脉内治疗时间窗但患者症状仍有加重或反复,可考虑提前抗凝或抗栓治疗。但后者可能增加患者的出血风险,包括症状性颅内出血风险。

9. 脑梗死患者合并认知障碍应该如何管理?

脑卒中后可以出现认知损害,主要表现为结构和视空间功能、记忆力、执行功能、定向力、注意力障碍等。脑卒中患者 3 个月时认知损害的发生率可达 30%。脑卒中的类型、损伤部位和大小、有无并存其他退行性病变、个体教育程度等多项因素影响着认知功能的预后。应对卒中后有无认知障碍进行筛查检测，筛查量表主要有简易精神状态检查（MMSE）、蒙特利尔认知评估量表（MoCA）、长谷川痴呆量表（HDS）等。针对血管性认知功能障碍治疗的药物目前有胆碱酯酶抑制剂、尼莫地平及 N- 甲基 -D- 天冬氨酸（NMDA）受体抑制剂等。

10. 脑梗死患者合并呼吸障碍应该如何管理？

后循环脑梗死患者可能在急性期出现意识障碍、呼吸频率不规则，大面积前循环卒中的患者也可能出现类似情况。对于急性期卒中患者，积极卒中单元的监护是有必要的。如果发现患者呼吸频率或者指末氧饱和度不佳，可考虑尽早气管插管，及时吸痰及呼吸道管理，避免患者发生缺氧窒息等并发症。

12. 如何处理急性缺血性卒中早期脑水肿？

急性脑卒中患者即使及时血管再通也可能出现脑水肿，一般水肿高峰期 7 ～ 10 天。临床上，我们可采用多模式头颅 CT 或 MRI 来了解梗死核心及半暗带的情况。对于早期（脑梗死发病 2 ～ 3 天）就产生"中线偏移"的大面积前循环脑梗死患者，一旦意识障碍出现，应警惕"恶性大脑中动脉综合征"。小脑梗死的患者，一旦出现意识障碍或是瞳孔不等大应警惕脑疝可能，需要尽早神经外科协作进行去骨瓣减压手术。甘露醇、甘油果糖等脱水药物作用有限，不支持对急性卒中患者常规使用此类药物。

13. 卒中后发生癫痫应该如何处理?

部分卒中患者可能以癫痫发病，也有约 20% 的后循环卒中患者可能发生继发性癫痫。如果发现患者出现癫痫症状，可首选予以丙戊酸钠 500 mg 每日 2 次口服治疗预防癫痫发作，同时进行脑电图检测。如果发病后 3 个月内，再无癫痫发作，可考虑逐渐停用抗癫痫药物。

14. 卒中患者下肢深静脉血栓及肺栓塞 应该如何处理?

下肢深静脉血栓风险常见于下肢活动受限或被迫卧床的患者。如果患者下肢肌力小于 III 级，则需要以尽早康复锻炼、被动活动、持续性气压泵、小剂量低分子肝素皮下注射等方法预防下肢深静脉血栓的发生，同时需要下肢静脉 B 超定期随访，避免在住院期间进一步发生肺栓塞等严重并发症。

15. 卒中患者吞咽困难应该如何处理?

急性缺血性卒中患者的吞咽困难包括准备吞咽时的

行为、感觉及主要动作反应异常等，尽早干预可以减少误吸、脱水及营养不良的风险。吞咽评估可采用含钡造影剂检测法，其优势是可以全面评估吞咽动作及协调性，调配适合患者进食的饮食稠度。更为简便的方法是进行洼田饮水试验，即患者饮水 30 ml，若 5 s 以内完成为Ⅰ级，5～10 s 为Ⅱ级；伴有呛咳或频繁呛咳，甚至不能咽下的分别为Ⅲ级、Ⅳ级、Ⅴ级。对饮水试验Ⅲ级及以上的患者推荐尽早鼻饲或胃造瘘。

16. 如何筛查急性缺血性卒中患者的其他急性并发症?

脑卒中急性期需要警惕的并发症 / 合并症，除了患者的原有疾病波动或进展（比如心力衰竭）等以外，还需要常规筛查吞咽困难及下肢深静脉血栓风险。

17. 卒中患者合并情绪障碍应该如何处理?

卒中后抑郁属于继发性抑郁的一种，是指卒中（包括缺血性卒中或出血性卒中）发生以后，除原有的躯体症状外，患者出现心境低落或悲伤、兴趣或快感的缺失，常伴有睡眠障碍、自罪、自责、疲乏、激越、食欲紊乱、自杀观念或行为等症状的情感性疾病。对卒中后抑郁应积极予以抗抑郁药物治疗和心理干预。

18. 缺血性卒中后发生尿路感染应该如何处理？

缺血性卒中患者易发生尿潴留等并发症，有条件的医院可根据膀胱 B 超引导，明确尿潴留的程度，给予间歇性导尿。持续性导尿管置入可能增加尿路感染的风险。如果尿常规发现白细胞增高或者中段尿培养发现致病菌，应该积极予以更换导尿管及抗感染治疗。最常见的为细菌感染，对于已经予以长期抗生素类药物治疗的患者，也需要警惕真菌等继发性感染。

第五节　缺血性卒中患者抗栓治疗

1. 缺血性卒中患者急性期抗栓治疗应该遵循什么原则？

非心源性缺血性卒中的抗栓原则应首选抗血小板治疗，而非抗凝治疗。具体给药方案应全面考虑患者血栓特征、危险因素、既往用药史、出血风险、耐受性、配伍禁忌及患者经济情况及依从性等。部分高危患者在急性期可以给予阿司匹林联合氯吡格雷的双联抗血小板治疗。

心源性栓塞患者的抗栓方案应遵循抗凝原则。通常急性后 2 周左右给予长期抗凝治疗，预防栓塞的复发。轻症的患者可以更早给予抗凝治疗。国际通用的抗凝时机遵循 Diener 法则（1-3-6-12 原则）。临床表现为 TIA 的心源性栓塞可以次日开始抗凝，轻型卒中可以 3～5 日内抗凝，中等大小栓子的栓塞可以 5～7 日抗凝，大面积重症栓塞患者应推迟到 2 周左右或更迟给予抗凝，最大限度减少颅内出血风险，并加强监测。

2. 常用的 TIA 早期卒中危险分层工具有哪些?

众多风险模型中，ABCD 评分系统应用最为广泛。其中 $ABCD^2$ 最简便易行，研究中广泛使用。总分超过 4 分（含 4 分），早期复发风险高，应该更为严格地控制危险因素，有条件的医院应该收入院进行系统化的管理和治疗。

$ABCD^2$ 评分（总分 0～7 分）	分数
A 年龄 ≥ 60 岁	1
B 血压 ≥ 140/90 mmHg	1
C 临床表现 单侧肢体无力 有言语障碍而无肢体无力	2 1
D 症状持续时间 ≥ 60 min 10～59 min	2 1
D 糖尿病：口服降糖药或应用胰岛素治疗	1
备注： $ABCD^2$ 评分对应的 2 天内卒中发生率 高危（6～7 分）8.1% 中危（4～5 分）4.1% 低危（0～3 分）1.0%	

3. 非心源性缺血性卒中 /TIA 患者抗血小板治疗应该遵循什么原则？

阿司匹林（50 ～ 325 mg/d）或氯吡格雷（75 mg/d）单药治疗均可以作为首选抗血小板药物。

阿司匹林单药抗血小板治疗的最佳剂量为 75 ～ 150 mg/d。

阿司匹林 25 mg/ 缓释双嘧达莫 200 mg 每日 2 次联合应用或西洛他唑 100 mg 每日 2 次，均可作为阿司匹林（单药治疗）和氯吡格雷的替代治疗药物。

4. 哪些类型的患者适合使用双重抗血小板治疗？

不推荐非心源性栓塞性缺血性卒中或 TIA 患者常规长期应用阿司匹林联合氯吡格雷抗血小板治疗（介入治疗的患者术后常规给予双联抗血小板治疗）。具有下列高危特征的患者可以考虑在一段时间内使用双联抗血小板药物治疗。通常双抗疗程不建议超过 3 个月，注意监测出血风险。

发病在 24 h 内，具有高复发风险（ABCD^2 评分 ≥ 4 分）的急性非心源性 TIA 或轻型缺血性卒中（NIHSS 评分 ≤ 3 分），应尽早给予阿司匹林联合氯吡格雷治疗 21 天，此后阿司匹林或氯吡格雷均可作为长期二级预防一线用药。

对发病在 30 天内伴有症状性颅内动脉严重狭窄（狭

窄率 70% ～ 99%）的缺血性卒中或 TIA 患者，应尽早给予阿司匹林联合氯吡格雷治疗 90 天。此后阿司匹林或氯吡格雷单药均可作为长期二级预防一线用药。

对伴有主动脉弓粥样硬化斑块证据的缺血性卒中或 TIA 患者，推荐抗血小板及他汀类药物治疗，口服抗凝药物与阿司匹林联合氯吡格雷药物治疗效果的比较尚无肯定结论。目前认为联合抗血小板治疗更易操作和更为安全。

发病机制为动脉源性栓塞的急性期患者，也可以在急性期内使用阿司匹林联合氯吡格雷抗血小板治疗，联合抗血小板治疗的疗程原则上不超过 3 个月。

5. rt-PA 溶栓治疗的患者如何进行抗栓治疗？

对溶栓的患者 24 h 后才可以给予抗血小板药物长期抗栓治疗，即使经溶栓病情好转后再次恶化进展的患者，仍然主张 24 h 后方可给予抗血小板药物，溶栓后 24 h 内给予抗血小板药物会增加出血及不良预后风险。阿司匹林是溶栓 24 h 后抗栓治疗的首选药物，每日 100 ～ 300 mg 可以作为溶栓后急性期的常规治疗剂量。对阿司匹林过敏或有相对禁忌的患者，氯吡格雷 75 mg，每日一次，可以作为替换方案。

6. 心房颤动患者抗凝治疗应该遵循什么原则？

新型抗凝药具有优于或与华法林等效的抗栓疗效且颅内出血风险小，操作便利，起效快，半衰期短，固定剂量无需常规监测，有特异性拮抗剂逆转等优势，已经成为发达国家非瓣膜性心房颤动相关的心源性栓塞一线抗凝药物。但考虑到中国国情，华法林仍然是伴有心房颤动（包括阵发性）的缺血性卒中或 TIA 中国患者的二级预防金标准药物。华法林的目标剂量是使 INR 维持在 2.0 ～ 3.0 以达到疗效与安全的最佳平衡。条件许可的患者可以选用新型口服抗凝药包括达比加群、利伐沙班、阿哌沙班以及依度沙班的其中一种。选择何种药物应考虑个体化因素。考虑到新型抗凝药物半衰期较华法林短，已有特异性拮抗剂问世，颅内出血风险低，因此从安全性、便利性考虑，新型抗凝药可能对需要潜在外科治疗或需要快速逆转抗凝作用的非瓣膜性心房颤动患者更有优势。

伴有心房颤动的缺血性卒中或 TIA 患者，若不能接受口服抗凝药物治疗，阿司匹林联合氯吡格雷抗血小板治疗可以作为长期替代方案，但疗效证据有限且仍然具有一定的出血风险。

7. 出血性脑梗死的患者如何进行抗栓治疗?

脑梗死后发生出血转换并不是抗栓治疗的绝对禁忌证，是否继续抗栓要权衡出血转换后的临床及影像学特征。对于症状性出血性脑梗死的患者或尽管症状不明显但影像学提示血肿特征的患者（PH 型出血性梗死）应暂停抗栓治疗，待出血情况稳定后继续抗栓；同时需要严格管理血压及其他可能加重出血的影响因素。

8. 缺血性卒中患者发生应激性溃疡（合并消化道出血）是否停用抗血小板药物？

是否停用抗血小板药物需权衡消化道损伤和血栓风险。若患者仅为消化不良症状，可不停用抗血小板药并给予抑酸药；若患者出现活动性出血，需停用抗血小板药物直到出血情况稳定，但当停用抗血小板药会增加血栓事件风险时，如支架置入后，应尽量不要完全停药。在多种抗血小板药物联用时，若发生消化道出血，应考虑减少药物的种类和剂量。当严重消化道出血威胁患者生命时，应停用所有抗血小板药物数日，待出血情况稳定后，对于有血栓形成高危因素的患者，可在质子泵抑制剂（PPI）、胃黏膜保护剂等联合使用的情况下，重新启用抗血小板药物。

9. 围术期使用抗血小板药物应该遵循什么原则？

在围术期对于心脑血管事件发生风险不同的患者，抗血小板药物的治疗原则不同。需分析手术本身出血风险以及患者是否为栓塞事件高风险人群而综合评价。对于单用阿司匹林作为一级预防的患者，术前停用抗血小板药物7～10天。对于使用抗血小板药物作为二级预防的患者，若出血风险高，则术前停用抗血小板药物7～10天。若为出血风险低危且可以局部压迫止血的手术，可以继续应用抗血小板药物治疗。手术出血风险低危，血栓风险高危且目前采用双联抗血小板治疗的患者，可以短期停用氯吡格雷 5 天，保留阿司匹林单药抗栓，并加强局部止血措施。

10. 已经服用抗血小板药物患者，围术期如何抗血小板治疗？

对于存在心脑血管高风险情况的患者（如心肌梗死、金属裸支架置入后＜ 6 周、药物洗脱支架置入后＜ 6 个月等），在急诊手术期间，可继续当前抗血小板治疗方案。择期手术若出血风险低，可继续当前抗血小板治疗方案；若出血风险高，停用当前抗血小板治疗方案，考虑桥接治疗。对于择期手术，应个体化选择，推迟手术。

11. 已经服用抗凝药物患者，围术期如何抗凝治疗？

已经服用抗凝药物的患者停药的时间长短取决于服用抗凝药物的种类、代谢特点及手术出血风险的大小。如果服用新型抗凝药物，半衰期短，起效、代谢快，根据手术风险的大小，术前停药 1 ～ 2 天即可。肾功能减退患者，需要将停药时间延长一倍或更长。术后如无活动性出血风险应该尽快恢复抗凝治疗。已经服用华法林的患者，术前停药的时间通常需要 5 天，术后根据出血风险，应尽快恢复华法林的使用。对于可以压迫止血部位的出血风险较低的手术，可以酌情缩短停药时间。停药时间的长短还应参考 INR 指标变化趋势酌情调整。

第六节 缺血性卒中患者二级预防 高危因素处理

1. 急性缺血性卒中后降压治疗何时启动?

目前尚无充分的证据支持急性期启动降压治疗的具体时机。缺血性卒中急性期的降压通常采取相对保守的原则。尽管 CATIS 研究提示 48 h 之内紧急降压并未恶化卒中结局,但新近的卒中急性期降压的 meta 分析显示,缺血性卒中总体人群难以从急性期降压中获益(卒中后 4 小时、6 小时、48 小时、7 天内的降压总体均无显著获益)。因此,目前多数观点认为既往未接受降压治疗的缺血性卒中或 TIA 患者,发病数天后如果收缩压 ≥ 140 mmHg 或舒张压 ≥ 90 mmHg,应启动降压治疗。降压的过程需要加强监测,在患者可耐受的前提下,尽早达标。

2. 伴有颅内外动脉狭窄的卒中患者,病情稳定后如何降压治疗?

针对症状性颅内动脉狭窄的 WASID 研究、SAMMPRIS 研究以及近年的 COSS 研究(症状性颈内动脉闭塞的非外科组研究)均提示患者降压目标值仍然支持收缩压降至 140 mmHg 以下，舒张压降至 90 mmHg 以下。降压药物的给药方案应选择长效药物，降压的时机不宜过早。例如症状性颈内动脉闭塞的 COSS 研究中降压的时机在卒中后 2～3 个月。降压过程中要注意患者对降压治疗的耐受性，权衡风险获益，切不可盲目追求达标。

3. 如何选择卒中患者降压药物的种类？

临床上常用的降压药有六大类，包括利尿剂、α 受体阻滞剂、β 受体阻滞剂、钙通道阻滞剂（CCB）、血管紧张素转化酶抑制剂（ACEI）、血管紧张素 II 受体拮抗剂（ARB）。

利尿剂适合盐敏感高血压、高血容量及合并心功能不全的患者，但要注意监测电解质，特别是血钾水平。尿酸高、痛风及电解质失衡、入量不足的患者慎用。α 受体阻滞剂通常不作为脑血管病患者一线降压药物，对伴有前列腺肥大的高血压患者更为适用，应用于老年人时，要注意直立性低血压风险，防止跌倒。β 受体阻滞剂适用于交感活性高、相对年轻、心率偏快、舒张压高的患者以及合并冠心病的高血压人群，但禁用于传导阻滞、肥厚型心肌病、哮喘、慢性阻塞性肺疾病（COPD）患者。CCB 在降压的同时对动脉粥样硬化的血管有一定的保护作用，对糖脂代谢无影响。长效 CCB 是脑血管病患者降压的一线药物，可与其他降压药物联合使用。肾素 - 血管紧张素系统（RAS）阻滞剂中的 ACEI、ARB 适应证较广，适合高血压或高血压合并糖代谢异常的患者；同时对心脏、肾具有保护作用，可以减少蛋白尿，可以与其他类型降压药联合使用；肾动脉狭窄患者慎用，长期使用注意监测血钾。

降压药物种类和剂量的选择以及降压目标值应个体化，应全面考虑药物、卒中特点和患者三方面因素。对于合并心、肾、内分泌代谢等情况的病例，需要参考专科意见共同制订降压方案（降压药物种类见《中国慢性疾病防治基层医生诊疗手册心血管病学分册》）。

4. 对于非心源性卒中患者，血脂应降到什么水平？

LDL-C ＜ 100 mg/dl（2.6 mmol/L）可以作为非心源性缺血性卒中或 TIA 患者他汀类药物治疗的目标值，以减少缺血性卒中复发的风险，减少冠状动脉事件及死亡风险。对于高危且可耐受的患者，可推荐更低的目标值：LDL-C ＜ 70 mg/dl（1.8 mmol/L），如不能达到该目标，可推荐将 LDL-C 从用药前的基线水平下降 ≥ 50%，以期实现更好的预防效果。

5. 非心源性卒中患者使用他汀类药物治疗，应该遵循什么原则？

大样本的他汀二级预防研究（SPARCL）排除了心源性栓塞的患者。对于非心源性缺血性卒中或 TIA 患者，无论是否伴有其他动脉粥样硬化证据，推荐他汀类药物长期治疗以减少卒中和心血管事件。在可以耐受的前提下，尽量使血脂控制达标。除非有绝对禁忌证，对于缺血性脑血管病患者，不建议突然停止使用他汀类药物，以免增加死亡及复发风险。对于连续两次 LDL-C 水平低于 40 mg/dl（1.02 mmol/L）的患者，可考虑适当减低他汀类药物剂量，并进行监测（他汀药物种类见本章附录6、7）。

6. 症状性颅内外大动脉狭窄的卒中患者，血脂应降到什么水平？

症状性颅内外大动脉狭窄的人群是卒中复发、发生不良预后及冠心病的高危人群，他汀类药物的治疗应更加积极。对于可耐受的患者推荐目标值为 LDL-C ≤ 70 mg/dl（1.8 mmol/L）。

7. 长期使用他汀类药物降脂治疗应该遵循哪些安全性原则？

长期使用他汀类药物治疗总体上是安全的。二级预防的研究中提示既往有脑出血病史、高龄、血压控制不良（> 160/100 mmHg）的患者长达 5 年的高剂量他汀类药物治疗有增加颅内出血的风险。尽管研究提示这些颅内出血并不增加死亡率，但实际工作中针对这类患者应权衡风险和获益，并加强监测，对于高龄患者或既往有脑血管病史的患者，特别是血压控制不良的患者，避免过度给予他汀类药物降脂治疗，并合理控制好血压。

他汀类药物治疗期间，如果肝酶、肌酶持续异常并排除其他影响因素或出现指标异常相应的临床表现，应及时减药或停药观察（参考：肝酶超过3倍正常上限，肌酶超过5倍正常上限，停药观察）。肝酶升高应排除脂肪肝、酒精肝以及其他药物（包括中药）的影响，肌酶的升高要注意排除运动、生活方式及其他药物的干扰，避免因过度担心造成肌酶、肝酶的指标变化而盲目减量或停用他汀类药物，增加血管事件或死亡风险（已发表的中高强度他汀类药物应用于中国人群的临床研究中的安全性数据汇总见本章附录8）。

8. 卒中发病前已服用他汀类药物的患者，发病后如何使用他汀类药物？

多数研究支持，长期使用他汀类药物的患者，突然停药会增加死亡和血管事件的风险。同时他汀类药物可能具有神经保护功能，在卒中发病前已长期服用他汀类药物的患者，急性期继续服用他汀类药物是合理的。他汀类药物使用的强度和原则参照问题4、5。

9. 使用他汀类药物治疗，肝酶、肌酶升高后，应该如何处理？

他汀类药物治疗过程中，出现肝酶、肌酶升高，首先应排除其他影响因素：是否合用其他药物，有无体育运动后采血化验，是否有脂肪肝、酒精性肝炎或活动性肝炎，

是否有肝损害或肌肉损害的相关症状，近期是否有应激感
染等因素，并确认是否有用药前的化验单进行对比。如果
排除上述影响因素，且表现为与他汀类药物相关的临床症
状，可考虑减药或停药观察。血栓风险极高不宜停药的患
者，也可在监测的条件下，换用其他种类的他汀类药物或
减少原剂量并进行监测。

10. 卒中伴糖尿病患者长期血糖管理应该遵循什么原则？

　　缺血性卒中或 TIA 患者发病后均应接受空腹血糖、餐
后血糖、糖化血红蛋白监测。无明确糖尿病病史的患者
在急性期后常规接受简易口服葡萄糖耐量试验（OGTT）
来筛查糖代谢异常和糖尿病是必要的，有助于及时对糖
尿病或糖尿病前期患者进行生活方式和（或）药物干预，
可以显著减少缺血性卒中或 TIA 事件。推荐 HbA1c 治疗
目标值为 < 7%。高龄、全身情况差的患者，可以适当放
宽目标值。降糖方案应充分考虑患者临床特点和药物安
全性，制订个体化的血糖控制目标，要警惕低血糖事件
带来的危害。

　　降糖药物分为口服降糖药、胰岛素及其类似物两大
类。具体降糖方案的选择应与专科医生共同制订。无论哪
种降糖方案，患者生活方式的管理均至关重要。针对老年
人、体质差、认知功能减退、多种降糖药物联合使用的
患者，特别是使用胰岛素的患者，应特别注意低血糖的危
害，加强患者教育和监测。

11. 卒中合并高尿酸血症的处理原则是什么?

高尿酸已经成为脑血管病危险因素中的"第四高",显著增加缺血性卒中风险及全因死亡风险。血尿酸每增加一个标准差,全因死亡男性增加11%,女性增加16%。除饮食控制及生活方式改变外,使用减少尿酸合成的药物如别嘌呤醇和促进尿酸代谢的药物苯溴马隆以及碱化尿液是降低尿酸的主要手段。目前公认启动降低血尿酸治疗的标准为血尿酸 > 8 mg/dl(480 μmol/L)。

12. 处理高同型半胱氨酸血症应该遵循什么原则?

高同型半胱氨酸是心脑血管疾病和高血压的重要危险因素。正常人血同型半胱氨酸范围 5 ～ 15 μmol/L(平均为 10 μmol/L,理想的血同型半胱氨酸水平为 6 μmol/L)。对近期发生缺血性卒中或 TIA 且血同型半胱氨酸增高的患者,补充叶酸、维生素 B_6 以及维生素 B_{12} 可降低同型半胱氨酸水平。

13. 缺血性卒中二级预防,哪些行为学危险因素需要管理?

生活方式的干预对缺血性卒中的二级预防至关重要,可进行干预的危险因素包括:吸烟、酗酒、肥胖、高血压、糖尿病、血脂异常、心脏病、睡眠呼吸暂停、缺乏运动、焦虑、抑郁、失眠等。戒烟,包括避免被动吸烟对卒中预防十分重要，戒烟的措施包括心理辅导、尼古丁替代疗法、口服戒烟药物等。长期饮酒的患者，建议饮酒量控制在男性每日酒精摄入量不应超过 20 ～ 30 g，女性不应超过 12 ～ 20 g。对于既往不饮酒的患者不建议采取少量饮酒的方式预防卒中复发。基于医学评估的体育运动建议为每周 3 次以上至少 30 ～ 45 min 的锻炼，应根据患者的体能，运动基础，心、肺、骨关节功能等选择适宜的运动方式。有鼾症的患者，建议尽早进行呼吸睡眠监测，中-重度阻塞性睡眠呼吸暂停的卒中患者可考虑及时进行持续气道正压通气治疗、口腔矫治器及行为矫正治疗。对于不良的情绪及睡眠障碍可以进行规范药物及心理治疗。长期应用镇静催眠药物时要注意监测其对呼吸、跌倒、过度镇静及认知功能的潜在风险。

14. 卒中后认知障碍，应该如何处理?

卒中后可以出现的认知损害，主要表现为结构和视空间功能、记忆力、执行功能、定向力、注意力障碍等，严重影响患者生活质量。脑卒中患者 3 个月时认知损害的发生率可达 30% 甚至更高。脑卒中的类型、损伤部位和大小、有无并存其他退行性病变、文化教育背景、生活方式等多个因素影响着认知功能的预后。应对卒中后有无认知障碍进行筛查检测，筛查量表主要有简易精神状态检查（MMSE）、蒙特利尔认知评估量表（MoCA）、长谷川痴呆量表（HDS）等。针对血管性认知功能障碍治疗的药物可以单独使用或联合使用胆碱酯酶抑制剂如多奈哌齐、石杉碱甲、卡巴拉汀、加兰他敏或尼莫地平及 N- 甲基 -D-天冬氨酸（NMDA）受体拮抗剂美金刚以及改善脑循环及代谢药物尼麦角林、银杏制剂等。

附　录

附录1　院前急性缺血性卒中救治体系

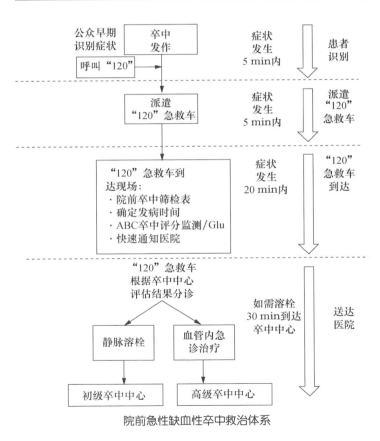

院前急性缺血性卒中救治体系

附录2 缺血性卒中诊治流程图

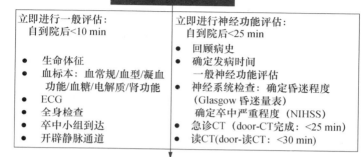

急诊分诊可疑卒中患者

立即进行一般评估:
自到院后<10 min

- 生命体征
- 血标本:血常规/血型/凝血功能/血糖/电解质/肾功能
- ECG
- 全身检查
- 卒中小组到达
- 开辟静脉通道

立即进行神经功能评估:
自到院后<25 min

- 回顾病史
- 确定发病时间
  一般神经功能评估
- 神经系统检查:确定昏迷程度（Glasgow昏迷量表）
  确定卒中严重程度（NIHSS）
- 急诊CT（door-CT完成:<25 min）
- 读CT（door-读CT:<30 min）

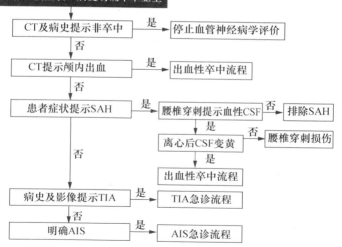

根据CT及症状、病史明确卒中亚型

CT及病史提示非卒中 —是→ 停止血管神经病学评价

否↓

CT提示颅内出血 —是→ 出血性卒中流程

否↓

患者症状提示SAH —是→ 腰椎穿刺提示血性CSF —否→ 排除SAH
是↓
离心后CSF变黄 —否→ 腰椎穿刺损伤
是↓
出血性卒中流程

否↓

病史及影像提示TIA —是→ TIA急诊流程

否↓

明确AIS —是→ AIS急诊流程

注:ECG，心电图；NIHSS，美国国立卫生研究院卒中量表；door，急诊；CSF，脑脊液：SAH，蛛网膜下腔出血；TIA，短暂性脑缺血发作；AIS，急性缺血性卒中

可疑卒中患者急诊初筛与处理流程图

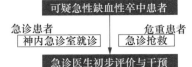

可疑急性缺血性卒中患者

急诊患者　　　　　危重患者
神内急诊室就诊　　急诊抢救

急诊医生初步评价与干预

评价（应该与干预措施同时进行）
● 回顾病史、基线NIHSS、初筛t-PA
　治疗指征（发病时间<3h, NIHSS>4,
　年龄18～80岁等）和禁忌证
● 监测（每隔15 min）生命体征/
　神经功能（不是NIHSS）
● 记录体重（如果需要的话估算）
● 急查:血常规\凝血功能\血糖
　\电解质\肾功能
● 心电图
● 急查头颅CT
● 进行内科和初步神经科检查
● 考虑是否可以动脉内溶栓

干预措施（应该与评价同时进行）,
● 与患者/家属沟通及教育
● 血压的管理（溶栓者与未溶栓者）
● 开放两条静脉通道，留置套管针
● 开始静脉内补液（0.9%NS）
● 治疗高热
● 治疗低血糖或高血糖
● 治疗缺氧
● 治疗低血压

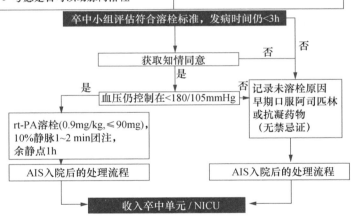

卒中小组评估符合溶栓标准，发病时间仍<3h

获取知情同意 ──否──→ 否

是

血压仍控制在<180/105mmHg ──否──→ 记录未溶栓原因
　　　　　　　　　　　　　　　　　早期口服阿司匹林
是　　　　　　　　　　　　　　　　或抗凝药物
　　　　　　　　　　　　　　　　　（无禁忌证）

rt-PA溶栓(0.9mg/kg,≤90mg),
10%静脉1~2 min团注,
余静点1h

AIS入院后的处理流程

AIS入院后的处理流程

收入卒中单元 / NICU

注：rt-PA，重组组织型纤溶酶原激活剂；NIHSS，美国国立卫生研究院卒中量表；NS，生理盐水；AIS，急性缺血性卒中；NICU，神经重症监护治疗病房

急性缺血性卒中急诊评价及处理流程

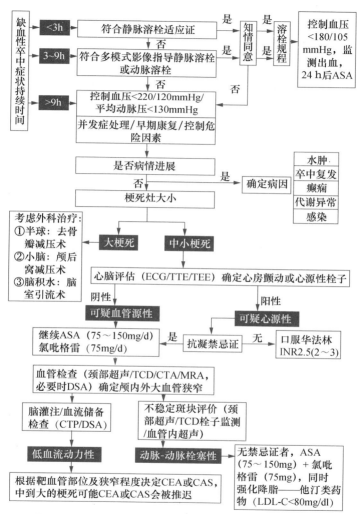

注：ASA：阿司匹林；ECG：心电图；TTE：经胸超声；TEE：经食管超声；TCD：经颅多普勒；CTA：CT血管造影；MRA：磁共振血管造影；DSA：数字减影血管造影；CTP：CT灌注成像；CEA：颈动脉内膜剥脱术；CAS：颈动脉支架成形术

急性缺血性卒中的处理流程

附录3 美国国立卫生研究院卒中量表（NIHSS 评分）：评估卒中严重程度

美国国立卫生研究院卒中量表（NIHSS 评分）

项目	评分标准
1a 意识水平	0＝清醒 1＝嗜睡 2＝昏睡 3＝昏迷
1b 意识水平提问 （月份，年龄）	0＝均正确 1＝一项正确；构音障碍／气管插管／语言障碍 2＝均不正确或失语
1c 意识水平指令 （握手，闭眼）	0＝均正确 1＝一项正确 2＝均不正确
2 凝视	0＝正常 1＝部分凝视麻痹 2＝被动凝视或完全凝视麻痹（不能被眼、头动作克服）
3 视野	0＝正常 1＝部分偏盲 2＝完全偏盲 3＝双侧偏盲；双盲，包括皮质盲
4 面瘫	0＝正常　1＝轻瘫　2＝部分（面下部区域） 3＝完全（单或双侧）
5a 左上肢运动	0＝无下落（上举 90°或卧位 45°，坚持 10 s） 1＝下落（上举 90°或卧位 45°，不能坚持 10 s） 2＝需努力抵抗重力（上举不能达 90°或 45°就下落）

项目	评分标准
	3 = 不能抵抗重力，立刻下落 4 = 无运动 UN = 截肢或关节融合
5b 右上肢运动	0 = 无下落（上举 90° 或卧位 45°，坚持 10 s） 1 = 下落（上举 90° 或卧位 45°，不能坚持 10 s） 2 = 需努力抵抗重力（上举不能达 90° 或 45° 就下落） 3 = 不能抵抗重力，立刻下落 4 = 无运动 UN = 截肢或关节融合
6a 左下肢运动	0 = 无下落（抬起 30° 坚持 5 s） 1 = 下落，不撞击床（5 s 末下落） 2 = 需努力抵抗重力（5 s 内就下落） 3 = 不能抵抗重力，立刻下落 4 = 无运动 UN = 截肢或关节融合
6b 右下肢运动	0 = 无下落（抬起 30° 坚持 5 s） 1 = 下落，不撞击床（5 s 末下落） 2 = 需努力抵抗重力（5 s 内就下落） 3 = 不能抵抗重力，立刻下落 4 = 无运动 UN = 截肢或关节融合
7 肢体共济失调	0 = 无共济失调 1 = 一侧有 2 = 两侧均有 0 = 麻痹；截肢或关节融合
8 感觉	0 = 正常 1 = 轻到中度感觉缺失 2 = 重到完全感觉缺失；四肢瘫痪；昏迷无反应

项目	评分标准
9 语言	0 = 正常 1 = 轻到中度失语 2 = 严重失语 3 = 哑或完全失语；昏迷无反应
10 构音障碍	0 = 正常 1 = 轻到中度，能被理解，但有困难 2 = 哑或严重构音障碍 UN = 气管插管 / 无法检测
11 忽视症	0 = 正常 1 = 视 / 触 / 听 / 空间 / 个人忽视；或对任何一种感觉的双侧同时刺激消失 2 = 严重的偏身忽视或一种以上的忽视（如不认识自己手或只能对一侧空间定位）
总分	

UN = untestable，无法检测

溶栓前后的 NIHSS 评分常见检测时间点：

- 溶栓前；
- 溶栓后 2 小时；
- 溶栓后 24 小时；
- 溶栓后 7 天；
- 溶栓后 90 天。

注释：

1. NIHSS 评分用于评估卒中患者神经功能缺损程度。

2. 基线评估可以评估卒中严重程度，治疗后可以定期评估治疗效果。

3. 基线评估 > 16 分的患者很有可能死亡，而 < 6 分

者很有可能恢复良好；每增加 1 分，预后良好的可能性降低 17%。

4. 评分范围为 0 ～ 42 分，分数越高，神经受损越严重，分级如下：

- 0 ～ 1 分：正常或近乎正常；
- 1 ～ 4 分：轻度卒中 / 小卒中；
- 5 ～ 15 分：中度卒中；
- 16 ～ 20 分：中－重度卒中；
- 21 ～ 42 分：重度卒中。

附录 4　缺血性卒中颅脑平扫 CT 示意图

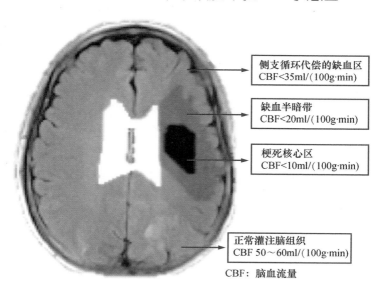

侧支循环代偿的缺血区
CBF<35ml/（100g·min）

缺血半暗带
CBF<20ml/（100g·min）

梗死核心区
CBF<10ml/（100g·min）

正常灌注脑组织
CBF 50～60ml/（100g·min）

CBF：脑血流量

附录5   CISS 分型

1. 大动脉粥样硬化（LAA）包括主动脉弓和颅内／颅外大动脉粥样硬化。

（1）主动脉弓粥样硬化

①急性多发梗死病灶，特别是累及双侧前循环和（或）前后循环同时受累；②没有与之相对应的颅内或颅外大动脉粥样硬化性病变（易损斑块或狭窄≥50%）的证据；③没有心源性卒中（CS）潜在的病因学证据；④没有可以引起急性多发梗死灶的其他病因如血管炎、凝血功能异常以及肿瘤性栓塞的证据；⑤存在潜在病因的主动脉弓动脉粥样硬化证据［经高分辨MRI/MRA和（或）经食管超声证实的主动脉弓斑块≥4 mm和（或）表面有血栓］。

（2）颅内外大动脉粥样硬化

①无论何种类型梗死灶（除外穿支动脉区孤立梗死灶），有相应颅内或颅外大动脉粥样硬化证据（易损斑块或狭窄≥50%）；②对于穿支动脉区孤立梗死灶类型，如有以下情形也归到此类：其载体动脉有粥样硬化斑块［经高分辨率MRI（HR-MRI）证实］或任何程度的粥样硬化性狭窄（经TCD、MRA、CTA或DSA证实）；③需排除心源性卒中；④排除其他可能的病因。

2. 心源性卒中（CS）

诊断标准：①急性多发梗死灶，特别是累及双侧前循环或前后循环共存的、在时间上很接近的包括皮质在内的梗死灶；②无相应颅内外大动脉粥样硬化证据；③不存在能引起急性多发梗死灶的其他原因，如血管炎、凝血系统疾病、肿瘤性栓塞等；④有心源性卒中证据；⑤如果排除了主动脉弓粥样硬化，肯定是心源性；如果不能排除，则考虑为可能的心源性。心源性卒中的潜在病因包括：二尖瓣狭窄，心脏瓣膜置换，既往4周内的心肌梗死，左心室附壁血栓，左心室室壁瘤，任何有记录的永久性或阵发性心房颤动或心房扑动、伴有或不伴有超声下左心房自发显影或左心房栓子，病态窦房结综合征，扩张型心肌病，射血分数＜35%，心内膜炎，心内肿物，伴有原位血栓的卵圆孔未闭（PFO），在脑梗死发生之前伴有肺栓塞或深静脉血栓形成的卵圆孔未闭（PFO）。

3. 穿支动脉疾病（PAD）

由于穿支动脉粥样硬化或小动脉纤维玻璃样变所导致的急性穿支动脉区孤立梗死灶称为穿支动脉疾病。诊断标准：①与临床症状相吻合的发生在穿支动脉区的急性孤立梗死灶，不考虑梗死灶大小；②载体动脉无粥样硬化斑块（经 HR-MRI 证实）或任何程度狭窄（经 TCD、MRA、CTA 或 DSA 证实）；③同侧近端颅内或颅外动脉有易损斑块或＞50%的狭窄时的孤立穿支动脉急性梗死灶归类到不明原因（多病因）；④有心源性栓塞证据的孤立穿支动脉梗死灶归类到不明原因（多病因）；⑤排除了其他病因。

4. 其他病因（OE）

存在其他特殊疾病（如血管相关性疾病、感染性疾病、遗传性疾病、血液系统疾病、血管炎等）的证据，这些疾病与本次卒中相关，且可通过血液学检查、脑脊液（CSF）检查以及血管影像学检查证实，同时排除了大动脉粥样硬化或心源性卒中的可能性。

5. 病因不确定（UE）

未发现能解释本次缺血性卒中的病因。多病因：发现两种以上病因，但难以确定哪一种与该次卒中有关。无确定病因：未发现确定的病因，或有可疑病因但证据不够强，除非再做更深入的检查。检查欠缺：常规血管影像或心脏检查都未能完成，难以确定病因。

附录6   不同胆固醇降幅所需他汀类药物及其剂量

药物	LDL-C 降幅				
	30%	38%	41%	47%	55%
阿托伐他汀（mg）		10	20	40	80
氟伐他汀（mg）	40	80			
匹伐他汀（mg）	1	2	4		
洛伐他汀（mg）	20	40/80	80		
普伐他汀（mg）	20	40	80		
瑞舒伐他汀（mg）			5	10	20
辛伐他汀（mg）	10	20	40	80	

注：此表引自《2014 年中国胆固醇教育计划血脂异常防治专家建议》；表中数据摘自美国食品药物管理局（FDA）网站，并非来自直接药物对比研究，上述数据仅供临床参考

附录7　他汀类药物治疗的剂量强度

他汀类药物强度	他汀类药物
高强度（每日剂量可使 LDL-C 降低≥ 50%）	阿托伐他汀 40（80）mg 瑞舒伐他汀 20（40）mg
中等强度（每日剂量可使 LDL-C 降低 30%～50%）	阿托伐他汀 10（20）mg 氟伐他汀 40 mg× 每日 2 次 氟伐他汀 XL 80 mg 洛伐他汀 40 mg 匹伐他汀 2～4 mg 普伐他汀 40（80）mg 瑞舒伐他汀 5（10）mg 辛伐他汀 20（40）mg
低强度（每日剂量可使 LDL-C 降低＜ 30%）	辛伐他汀 10 mg 氟伐他汀 20～40 mg 洛伐他汀 20 mg 匹伐他汀 1 mg 普伐他汀 10～20 mg

注：数据摘自美国脂质协会网站，临床试验中他汀类药物的疗效存在
　　个体差异，且在临床实践中也因人而异；LDL-C 降低值为近似平
　　均值

第二章

脑出血和蛛网膜下腔出血

第一节　脑出血

1. 什么是脑出血？

脑出血是指非外伤性脑实质内出血，可分为原发性脑出血和继发性脑出血两大类，占各型脑卒中的20% ～ 30%（脑出血临床特征和处理流程见本章附录1、2）。

2. 脑出血有哪些常见病因？

原发性脑出血的病因主要为高血压，少部分为脑淀粉样变性或原因不明；继发性脑出血为继发于多种原因的脑出血，如血管畸形、动脉瘤、凝血功能异常、抗凝、抗血小板或溶栓治疗后、各种血管炎、脑肿瘤或有其他明确的病因等。

3. 高血压性脑出血有哪些常见的出血部位?

高血压性脑出血最常见的出血部位为基底节区,因供应此处的豆纹动脉从大脑中动脉呈直角发出,在原有血管病变和长期高血压血流冲击等共同影响下易破裂出血。其中,又以壳核出血多见,占 50% ~ 60%,其次为丘脑出血,约占 24%,尾状核出血则较少。

4. 脑出血有哪些临床特点?

多发生在 50 岁以上、血压控制不良的高血压患者,常在体力活动或情绪激动时突然发病并伴有血压明显升高。症状在数分钟至数小时内达高峰,常有头痛、呕吐、肢体瘫痪、失语和意识障碍。出血量大者,发病后立即昏迷,全脑症状明显,甚至出现脑疝,最后呼吸、心搏停止而死亡。出血可位于基底节、脑叶、脑干、小脑或脑室等部位,依出血部位和出血量不同,临床表现各异。

5. 脑出血的早期诊断有哪些影像学检查?

疑似脑出血患者病情允许时,应及早进行影像学检查以明确诊断和判断病因,仅以临床表现进行诊断常常是不可靠的。首选脑部 CT 检查,平扫即可发现高密度血肿影,并准确显示出血部位、出血量、有无占位效应,以及血肿是否破入脑室或蛛网膜下腔等情况。增强 CT 如发现造影剂外渗入血肿内常提示血肿可能进一步扩大，灌注 CT 则可了解血肿周围组织血流灌注情况。通常标准 MRI 在脑出血急性期的诊断价值不如 CT，但多模式 MRI［梯度回波序列（GRE）、SWI、DWI 等］有助于发现少量或微量脑出血，有助于指导临床治疗。

6. 脑出血患者的血压常有明显升高，应该如何管理？

首先应综合分析血压升高的原因，如为颅内压增高所致应积极给予脱水降颅内压治疗，如躁动明显可适当给予镇静治疗。根据血压水平决定是否进行降压治疗。明显升高的血压可能会促进血肿周围水肿扩大或再出血，造成神经功能恶化，但在发病最初数小时内的高血压与血肿扩大之间的关系尚未得到确定。近年来多项研究显示早期积极降压和平稳调控血压是安全的，但其改善预后的有效性仍有待进一步确定。收缩压在 150～220 mmHg 且无急性降压禁忌时，急性期收缩压降至 140 mmHg 是安全的，并对改善功能预后有效。收缩压 > 220 mmHg 时，推荐连续静脉用药强化降低血压，并密切监测血压。同时，应根据患者高血压病史长短、基础血压值、血压变异状况和全身脏器功能等情况确立个体化降压目标。

7. 脑出血患者是否可以使用止血药物来止血?

对于高血压性脑出血患者,使用止血药物并无明显效果,且可能增加血栓栓塞性事件的发生率。因此,不推荐常规使用。但在抗凝药(单用或联合抗血小板治疗)相关脑出血发生后,则应立即停药,并根据抗凝药物的种类给予相应处理。其危险因素包括高龄、INR > 3.5、高血压、既往卒中病史、脑白质疏松、淀粉样脑血管病,以及抗凝合并抗血小板治疗等。

对华法林所致者,可选用静脉输注维生素 K、新鲜冰冻血浆或浓缩型凝血酶原复合物,以使 INR 值恢复正常。维生素 K 为华法林的拮抗剂,但其使 INR 正常化的时间较长。新鲜冰冻血浆有过敏或感染的风险,以及输注容量的限制。浓缩型凝血酶原复合物可使 INR 快速正常化,但其安全性和有效性仍有待于进一步评估。重组人凝血因子 VIIa 不能补充所有维生素 K 依赖的凝血因子,不主张单药治疗。

对新型口服抗凝药物(达比加群酯、利伐沙班、阿哌沙班等)所致出血者,可酌情使用浓缩型凝血酶原复合物或重组人凝血因子 VIIa 等制剂。服用时间在 2 h 内可使用活性炭吸附,对达比加群酯所致出血者也可考虑血液透析。此外,作为达比加群酯的特效拮抗剂,人源化单克隆抗体片段 Idarucizumab 在美国已被批准用于快速逆转前者的抗凝作用而无明显的促凝血效应。

长期使用抗血小板药物可能增加脑出血的风险,但对于使用抗血小板药物或血小板功能障碍与血肿扩大或临床预后的关系尚无一致结论。目前对于抗血小板治疗相关的脑出血尚无有效药物，血小板输注的疗效正在评估中。

8. 脑出血并发颅内高压如何处理？

将脑出血患者的颅内压控制在合适水平有助于改善功能预后。条件许可时，可行颅内压和脑灌注压的连续监测，严密观察生命体征，并采用下述措施控制颅内压（颅内压增高处理流程见本章附录3）：

（1）卧床，适度抬高床头30°，以增加颈静脉回流。

（2）脱水降颅内压，可首选甘露醇静脉滴注，也可选用呋塞米、甘油果糖和白蛋白等药物，剂量和疗程应个体化。同时需注意较长时间使用可能引起的水、电解质紊乱和心、肾功能损害等不良反应。不建议使用糖皮质激素。

（3）对于颅内压增高经药物脱水治疗无效，或脑出血所致严重脑积水，可考虑包括开颅减压、脑室引流等在内的手术治疗。

9. 脑出血后痫性发作与哪些因素有关，如何处理？

脑出血后1周内痫性发作的发生率可高达16%，痫性发作与卒中严重程度、皮质血肿、出血量、既往癫痫病史等相关。而2～3个月出现的迟发型痫性发作则是卒中后癫痫的预测因子。有临床痫性发作，或精神状态改变伴有脑电图监测发现的痫性放电时应及时给予抗癫痫治疗，通常不需要预防性使用抗癫痫药物。对于迟发型癫痫则可考虑长期、规律抗癫痫治疗。

10. 脑出血患者如何进行静脉血栓栓塞事件的防治？

脑出血患者发生下肢深静脉血栓和肺栓塞的风险很高，可采取以下方法进行防治：

（1）尽早活动、抬高下肢，尽量避免瘫痪侧肢体静脉输液。

（2）联合使用包括间歇空气压缩装置和弹力袜等在内的外部压迫装置，梯度压缩弹力袜并无预防效果。

（3）无活动性脑出血并除外凝血功能异常后，对于有血栓形成倾向的高危患者可考虑使用肝素或低分子肝素抗凝进行预防，但需平衡减少静脉血栓栓塞事件和可能增加的再出血风险，主张进行个体化治疗。

（4）对症状性下肢深静脉血栓和肺栓塞可考虑使用全身抗凝治疗或下腔静脉滤网置入，亦需注意抗凝所致全身出血的风险。

11. 脑实质出血患者如何选择手术治疗时机和术式？

对神经功能恶化或有脑干受压，伴或不伴脑室梗阻所致脑积水的小脑出血均应尽可能地进行手术血肿清除，不推荐单纯脑室引流而不进行血肿清除。而对于大多数幕上脑实质出血患者，尚不能充分确立外科治疗的有效性。

但对于以下某些特定患者或临床情况，可酌情选择手术时机行开颅血肿清除术、微创血肿吸除术或去骨瓣减压术等外科治疗。

（1）对神经功能恶化的幕上出血，血肿清除可能是挽救生命的方法。与临床状况恶化后再行血肿清除相比，早期血肿清除并无明显益处。

（2）对伴有昏迷、明显中线移位或难以控制颅内高压的大量幕上出血，去骨瓣减压术可降低患者的死亡率，不管是否同时进行血肿清除术。

（3）使用立体定向或内镜吸除血肿的微创手术治疗幕上出血的效果并不确切，不管是否同时使用溶栓药物。

手术时机的选择仍存在争议，一般症状发生后 4 ～ 96 h 均可考虑手术治疗，但有证据表明发病后 8 ～ 21 h 手术可以改善临床预后，发病 4 h 内的超早期治疗则有较高的再出血风险。

12. 急性期后如何预防脑出血复发？

与脑出血复发相关的危险因素有：高血压，高龄，深部或脑叶出血，抗凝治疗，载脂蛋白 E ε 2 或 ε 4 等位基因携带者，既往脑出血或腔隙性卒中史，饮酒以及 MRI 发现脑多发微出血灶等。积极控制其中可以干预的危险因素，有助于降低脑出血复发的风险。其中，高血压是最重要的可控危险因素，在脑出血发生后就需要控制血压，急性期过后血压的长期控制目标值建议为< 130/80 mmHg。此外，如果病情需要，权衡利弊后可以考虑在非脑叶脑出血后进行抗凝治疗，或在脑出血后进行抗血小板治疗，并不必然增加脑出血的复发。但对于抗凝相关脑出血则应停止抗凝治疗，一般建议至少停用 4 周，抗血小板治疗则可在脑出血数天后重新开始使用。

第二节　蛛网膜下腔出血

1. 什么是蛛网膜下腔出血？

自发性蛛网膜下腔出血，简称蛛网膜下腔出血，是指脑底部或脑表面血管破裂后，血液直接流入蛛网膜下腔引起相应临床症状的一种脑卒中，与外伤性蛛网膜下腔出血或脑实质出血破入蛛网膜下腔引起的继发性蛛网膜下腔出血不同。占各型脑卒中的 5% ～ 10%。

2. 蛛网膜下腔出血有哪些常见病因？

最常见的病因为颅内动脉瘤，占 50% ～ 85%，其他原因包括脑动静脉畸形、夹层动脉瘤、高血压脑动脉硬化、各种原因的脑动脉炎、脑底异常血管网病、颅内肿瘤、血液病、溶栓或抗凝治疗后等。部分病例出血原因不明。

3. 蛛网膜下腔出血有哪些临床表现？

各年龄段均可发病，青壮年更多见。突然起病，可有剧烈运动、情绪激动、咳嗽、用力等诱因。部分患者在动脉瘤破裂之前 2～8 周内可出现与少量出血相关的头痛、恶心、呕吐等警示性渗血症状。主要表现为头部剧烈胀痛或炸裂样痛迅速达到高峰，常伴恶心、喷射状呕吐，或有短暂意识障碍、烦躁、谵妄等精神症状，少数有癫痫发作。脑膜刺激征明显，可有一侧动眼神经麻痹和眼底玻璃体后片状出血。少数可有神经系统局灶定位体征，如偏瘫、偏盲、失语、偏身感觉缺失等。动脉瘤破裂致大出血者，在剧烈头痛、呕吐后随即昏迷，出现去大脑强直，甚至立刻呼吸、心搏停止。常见并发症有再出血、脑积水、脑动脉痉挛等。

4. 蛛网膜下腔出血有哪些常用的辅助检查手段？

头部 CT 是诊断蛛网膜下腔出血的首选检查。平扫可发现脑池、脑沟或脑室内有高密度的出血影，增强扫描有时可发现较大的动脉瘤或血管畸形。CT 诊断敏感性与发病时间有关，在发病 24 h 内可达 90%～95%，5 天后为 85%，2 周后则低于 30%。多重序列 MRI 在发病

24 h 内敏感性与 CT 相当，而在发病后数周内 MRI 的敏感性则优于 CT，可作为随访的可靠检查。若临床怀疑蛛网膜下腔出血而 CT、MRI 结果为阴性时，腰椎穿刺发现血性脑脊液或脑脊液黄变有助于诊断，但需排除穿刺出血可能。DSA、CTA、MRA 有助于明确出血的原因（动脉瘤、动静脉畸形等），尤以 DSA 作为诊断动脉瘤的金标准。

5. 蛛网膜下腔出血的治疗应遵循什么原则?

主要是病因治疗，去除蛛网膜下腔出血的病因，防止复发，并积极防治再出血、脑血管痉挛和脑积水等并发症。

6. 蛛网膜下腔出血确诊后，选择手术夹闭或 介入栓塞，应该考虑哪些因素?

手术夹闭或介入栓塞的选择取决于如下因素：①患者年龄，合并疾病，是否合并脑出血，蛛网膜下腔出血分级，动脉瘤的大小、部位、形状和侧支情况等；②就诊机构手术或介入的操作资质、技能水平和可用性；③多学科支持的程度。

一般而言，年龄较小合并脑实质血肿、宽瘤颈及瘤囊有分支动脉、瘤囊位于大脑中动脉或胼周动脉的情况可首选手术夹闭，而位于基底动脉或后循环、年龄 > 70 岁、窄瘤颈、单叶形动脉瘤、分级较差的动脉瘤则应行介入栓塞。如果手术夹闭或介入栓塞对动脉瘤同样有效，则首选介入治疗。

7. 蛛网膜下腔出血后脑血管痉挛有哪些临床特点？如何进行药物治疗？

20% ～ 30% 的蛛网膜下腔出血可出现脑血管痉挛而引起迟发性缺血损伤，甚至脑梗死。痉挛可累及单侧或双侧大动脉和小动脉等多个级别的循环血管，呈弥散节段性。在蛛网膜下腔出血治疗好转后出现并进行性加重，多发生在发病后 3 ～ 7 天，2 周后逐渐减少。表现为意识障碍、局灶神经功能损害或颅内压增高。脑脊液检查示无新鲜出血征象。

目前医学循证证明，钙通道阻滞剂尼莫地平有助于防治脑血管痉挛，降低继发缺血事件发生率并改善神经功能预后。尼莫地平的使用应遵循"早期、足量、足疗程"的原则，口服 60 mg/4 h，持续 3 周，无法口服时也可采用静脉给药。其他药物，如他汀类、硫酸镁等效果不确切。

8. 蛛网膜下腔出血后脑积水有哪些临床类型？如何处理？

蛛网膜下腔出血相关的脑积水可分为急性脑积水和慢性脑积水两种类型。前者多在发病后 1 周内发生，与脑室积血或脑脊液循环通路梗阻有关，表现为头痛、呕吐、意识障碍等颅内压增高和脑膜刺激征等；后者为远期并发症，由蛛网膜颗粒吸收脑脊液减少所致，表现为正常颅压脑积水（进行性智能减退、步态异常、大小便障碍等）。除部分急性脑积水可自发性改善外，与蛛网膜下腔出血相关的急性症状性脑积水可采取包括脑室外引流或腰大池引流等在内的脑脊液分流操作。而与蛛网膜下腔出血相关的慢性症状性脑积水应采取永久的脑脊液分流手术。能耐受脑室外引流关闭 24 h 以上的患者，仍然有可能需要行脑脊液分流手术。

9. 蛛网膜下腔出血后如何防止再出血？

再出血是蛛网膜下腔出血的一种严重并发症，其相关因素包括治疗动脉瘤时间较晚、动脉瘤体积较大、发病时神经功能状态较差、昏迷、大于 1 h 的先兆头痛或收缩压 > 160 mmHg 等，并大多有用力、情绪激动等诱因。在处理上，应安静卧床休息，避免用力和情绪激动，适当使用镇静、镇痛、镇吐和镇咳药物。应使用合适的降压药物积极有效地控制蛛网膜下腔出血发生后到动脉瘤治疗前的高血压，将收缩压降至 160 mmHg 以下。防止再出血最根本的方法是尽早闭塞动脉瘤，若近期无法闭塞动脉瘤，有较高再破裂出血风险且无药物禁忌的患者，短期内（< 72 h）使用 6- 氨基己酸或氨甲环酸可以减少早期再出血的风险。

附　录

附录 1　不同类型脑部出血的临床特征

	脑内出血（非创伤性）	蛛网膜下腔出血	硬膜下 / 硬膜外出血
危险因素	最常见高血压，其次为脑血管淀粉样变性、脑血管畸形、动脉瘤等	最常见动脉瘤或动静脉畸形	最常见头部外伤
出血部位	脑组织任何部位，常见于深部（壳核、内囊、丘脑、脑桥、小脑）	蛛网膜下腔	脑外出血，常见于脑凸面
起病	症状在数分钟或数小时逐步进展	症状突发	一侧逐渐麻木无力
伴随症状	头痛、呕吐、意识障碍等；少量出血可无头痛；局部神经功能障碍提示出血部位	严重头痛、呕吐、颈项强直等	头痛等
影像学	CT：局部高密度（亮） MRI：急性期（＜24 h，T1 加权像暗，T2 加权像亮）；亚急性期（1～5 天，T1 加权像 /T2 加权像暗）；恢	CT：高密度（亮）；MRI：T1 加权像暗，T2 加权像亮。诊断 SAH 时 MRI 不如 CT 敏感	CT：脑凸面显示高密度影（亮）；MRI：硬膜下 / 外异常信号

	脑内出血 （非创伤性）	蛛网膜下腔出血	硬膜下/硬膜外出血
	复期（数月，T1加权像/T2加权像亮） 出血灶在脑实质，可延伸至脑表面、脑室		
治疗	控制高血压、颅内高压、出血因素 手术引流大的血肿	夹闭或填塞动脉瘤（早期）、动静脉畸形（晚期）。预防再出血/血管痉挛；控制颅内高压等	出血量大，行手术引流
预后	出血部位、体积决定预后	动脉瘤破裂：早期再出血伴血管痉挛和脑梗死常见，死亡率高 动静脉畸形破裂：早期再出血、血管痉挛少见，预后较好	脑疝形成前引流血肿预后好

附录3 颅内压增高处理流程

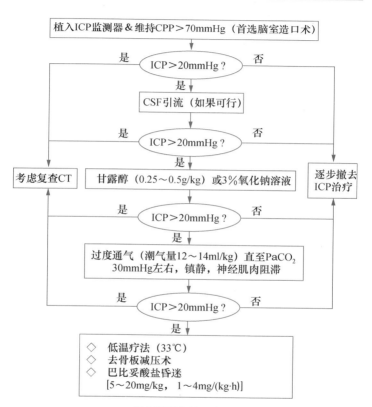

颅内压增高处理流程

注：CPP：脑灌注压；CSF：脑脊液；ICP：颅内压

第三章

脑静脉、静脉窦血栓形成

1.脑静脉（窦）有哪些结构特点?

脑静脉（窦）有以下特点:

（1）脑静脉薄壁、无瓣膜、无肌纤维，缺乏弹性，无收缩力。

（2）上矢状窦壁凹凸不平，血流速度缓慢，为静脉血栓的经典好发部位。

（3）海绵窦与面静脉、眼静脉交通，横窦、乙状窦同时收集耳部静脉的血流，上矢状窦与面静脉、鼻静脉交通，并收集头皮静脉的血流，因此头面部感染容易由上述路径蔓延至颅内。

（4）脑部全部静脉血都集中经硬脑膜静脉窦回流，并由颈内静脉导入心脏。脑静脉（窦）梗阻，可引起静脉性梗死或出血，并可导致颅内压升高。

2.脑静脉（窦）血栓形成的常见病因有哪些?

脑静脉（窦）血栓形成的病因构成与脑动脉系统血栓

形成的病因存在显著差异，高血压、糖尿病、血脂紊乱等脑梗死常见危险因素并不是脑静脉（窦）血栓形成的主要病因。根据其病变性质可分为感染性和非感染性，前者常继发于头面部或其他部位化脓性感染或非特异性炎症，最常发生在海绵窦和乙状窦；后者则多与高凝状态、血液淤滞、血管壁损伤以及各种颅内压过低等有关，妊娠、口服避孕药导致的高凝状态是非感染性脑静脉（窦）血栓形成的主要原因，仍有约30%的脑静脉（窦）血栓形成病例病因未明。

3. 脑静脉（窦）血栓形成包括哪些常见的临床症状？

脑静脉（窦）血栓的临床特征变异很大，起病过程可以为急性、亚急性或慢性，取决于多种因素，包括：血栓的部位和范围、静脉阻塞发生的速度、静脉侧支循环情况、继发的脑实质损害的范围和程度、患者的年龄、相关病史以及是否合并感染。常见的症状包括：①头痛；②视物模糊；③局灶性神经功能缺损，其中运动缺失症状最为常见，感觉缺失较少见；④癫痫发作。

4. 不同部位静脉窦血栓形成有哪些临床特点？

典型海绵窦血栓形成的临床表现为：头痛，发热，动眼、滑车和展神经所支配的眼肌瘫痪，三叉神经眼支障碍，结膜水肿，或眼球突出（常表示海绵窦外侧壁病变）。

直窦等深部静脉血栓形成的临床表现往往比较凶险，症状重，可有意识障碍。静脉侧支循环良好的慢性静脉（窦）血栓形成患者临床表现往往较轻，可仅为头痛或视物模糊等颅内压增高症状。

5. 对疑似脑静脉（窦）血栓形成，如何进行初步诊断？

基层医院对疑似脑静脉（窦）血栓形成的辅助诊断方法可以先通过眼底及腰椎穿刺检查以明确有无颅内高压，并结合 D- 二聚体及凝血指标，进一步通过影像学确诊 [脑静脉（窦）血栓形成的检查流程见本章附录 1]。

6. 脑静脉（窦）血栓形成有哪些常用影像学检查？

（1）头颅 CT/CT 静脉成像（CTV）：CT 直接征象表现为绳索征、三角征、静脉窦高密度影像；间接征象可表现为静脉性梗死、出血性梗死。25% ～ 30% 脑静脉（窦）血栓形成的 CT 表现正常，CT 结合 CTV 对静脉窦血栓形成做出确定诊断，可作为脑静脉（窦）血栓形成疑似患者的首选影像学方法。

（2）头颅 MRI/MR 静脉成像（MRV）：MRI 直接征象表现为静脉（窦）FLAIR 高信号，间接征象可发现梗死或出血病灶。在大多数情况下，MRI/MRV 可对脑静脉（窦）血栓形成进行准确诊断，所用增强剂安全无辐射，是诊断和随访脑静脉（窦）血栓形成的最佳手段，但 MRV 对局部单纯的皮质静脉显示能力较弱。

（2）数字减影血管造影术（DSA）：是一种侵入性检查，是脑静脉（窦）血栓形成诊断的金标准，能动态直接观察血管内血栓的变化，但检查费用相对昂贵。

---

7. 脑静脉（窦）血栓形成急性期治疗，应该遵循什么原则？

脑静脉（窦）血栓形成的治疗采用"综合治疗"原则，目前指南推荐的核心方案是急性期予皮下低分子肝素抗凝。溶栓治疗、血管内治疗和外科手术等其他治疗的证据有限。对于经抗凝治疗后神经症状仍加重或有抗凝治疗禁忌的患者，可以考虑血管内治疗等其他治疗［脑静脉（窦）血栓形成的处理流程见本章附录2］。

---

8. 脑静脉（窦）血栓形成急性期后，如何进行抗凝治疗？

脑静脉（窦）血栓形成急性期后，对于病因明确的患者（如口服避孕药、妊娠、感染等）可口服华法林抗凝3个月；对于病因不明的高凝状态可口服华法林抗凝6～12个月；对于复发性脑静脉（窦）血栓形成患者或初发脑静脉（窦）血栓形成患者但伴有严重血栓形成倾向（如凝血酶原基因 G20210A 纯合子、凝血因子 V Leiden 纯合子、联合血栓形成倾向及抗磷脂综合征等）可能需要长期抗凝。抗凝药也可以选择新型抗凝药。

附 录

附录 1 脑静脉（窦）血栓形成的检查流程

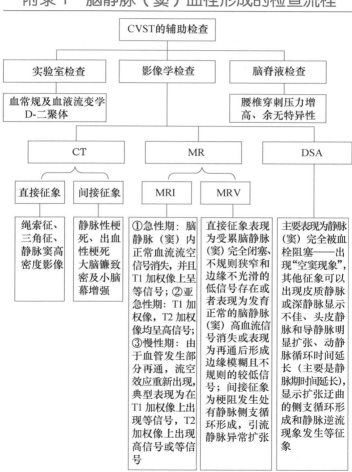

CVST: 脑静脉（窦）血栓形成

附录 2 脑静脉（窦）血栓形成的处理流程

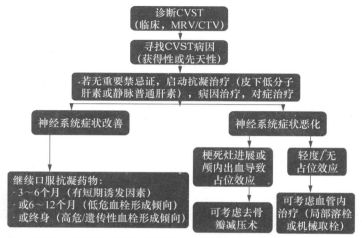

注：CVST，脑静脉（窦）血栓形成；MRV，磁共振静脉成像；CTV，计算机化断层显像静脉成像